吃出軟食力

營養師專為牙口不好的銀髮族、慢性病患特製 *72* 道好吸收的軟食健康料理

專業資深營養師 徐于淑／著

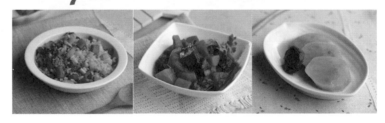

吃出軟食力 好入口&好吸收 活力健康飲食72變
目錄 conetenns

|前　　言|

學習幫助吞嚥的飲食製備技巧 …… 020

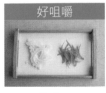
好咀嚼
▲切薄片、刨絲
（P.022）

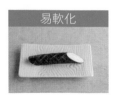
易軟化
▲表皮刻花
（P.023）

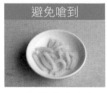
避免嗆到
▲麵條剪成小段
（P.024）

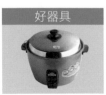
好器具
▲電鍋
（P.024）

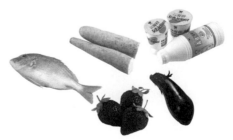

▲宜選擇水分多、質地偏軟的食材。

▲ 只要加一點醋就可以讓
海帶快速煮軟。(P.052)

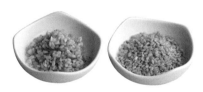

▲ 泡過水的糙米吸飽水份，明顯比
沒泡過水的脹大，質地也較容易
軟化。(P.050)

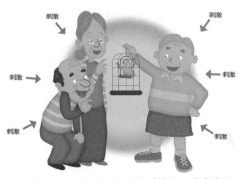

刺激　　　　　　刺激

刺激 →

← 刺激

刺激　　　　　　刺激

▲ 社交活動有助於刺激退化中的身體機能，具有復健功能。

RART3 好入口 & 好吸收的軟食力飲食

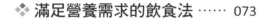

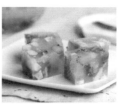

五彩蟹肉凍（P.176）

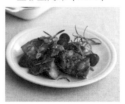

迷迭香烤雞（P.144）

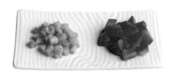

▲ 煮之前先將食材切成適口大小，會較容易煮軟，也比較利於咀嚼和吞嚥。（P.077）

外食好工具（P.083）

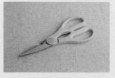

食物剪刀
（剪碎食物）

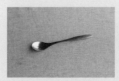

一口大小的湯匙
（控制入口份量）

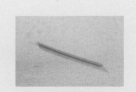

吸管
（控制入口份量）

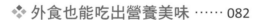

|RART4| 活力健康飲食 72 變

營養早餐的設計是除了全穀根莖類外，還有富含蛋白質的奶類
或豆魚肉蛋類，再添加一些蔬菜或水果增添纖維質。

撕出易軟高麗菜的技巧（P.097）

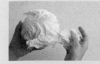　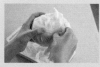　　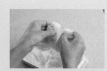

1 剝除外層老葉　　**2** 沿著粗莖的前緣凹折葉子　　**3** 折下葉子繼續撕成小片　　**4** 撥下粗莖從中間對折再撕成小塊

吃出軟食力　好入口 & 好吸收　活力健康飲食 **72** 變

美味**主食**

美味主食的設計是以全穀根莖類為主角，加上優質蛋白質的豆魚肉蛋類，妝點些許香料及蔬菜，讓主食除了米飯還有其他多元的選擇。

開胃**主菜**

開胃主菜的設計是以提供優質蛋白質的肉類、海鮮類食材為主。選用瘦肉部位並長時間燉煮，海鮮類則縮短加熱時間或用餘溫燜熟。

精選副菜

精選副菜包含豆製品、蛋類、蔬菜類、根莖類蔬菜，以補足主食、主菜不足的蛋白量、纖維素、植化素及微量營養素。

吃出軟食力 好入口&好吸收 活力健康飲食**72**變

養生湯品

養生湯品可作為正餐間補充營養的點心，若在正餐時食用，肉湯、海鮮湯可與開胃主菜替換，菠菜海帶湯、南瓜濃湯可為正餐的附湯。

精緻甜點

精緻甜點可選在正餐間的點心或是當飯後甜點食用，每日至多選擇一種，並食用一份即可，且儘量減少其他甜食、含糖飲料的攝取。

突破咬合力下降的限制，
繼續享受營養與美食

林忠毅 嘉義市牙醫師公會第 10、11 屆理事長
牙籤式刷牙法推行小組召集人

　　能夠好好地享受美食，是人最基本的渴望，所以恢復咀嚼功能，是我們牙醫師最重要的工作，以至於要幫本書寫推薦文是很矛盾的，要牙醫師建議患者吃軟食，根本上不就是牙醫師認輸的表現嗎？

　　不過，話又說回來，其實還是有很多情況是需要軟食的，如暫時性的情況，像是剛做完口腔手術，咀嚼不易，這時候就需要軟食，其他例如處理顳顎關節的問題，要求患者吃軟食本身就是治療的一部分。

　　近幾十年來，植牙的發展與普及的確是口腔醫學的一大革命，大幅提升缺牙患者咀嚼滿意度。不過，因為某些因素沒能接受植牙治療，或是某些過渡時期咀嚼功能尚未恢復，這時候進食就是一大困擾。有研究指出，與健康人的咬合力相比，因缺牙而做牙橋的人只有 80 ％、裝部分活動假牙的人只有 35 ％、裝全口活動假牙的人只有 11 ％，所以常有患者第一次製作活動假牙時抱怨無法咀嚼，醫師們就會回答說：

「可以啊，怎麼不能咀嚼呢？麵線和豆腐都可以啊。」

雖然說的是事實，但顯然是很無奈且不負責任的說法。

現今，台灣已逐步邁入高齡化的人口結構，缺牙比例上升，咬合力下降，這是一定會出現的趨勢，現在很高興看到這本書，在咬合力下降的事實下，如果患者能夠依然享受營養與美食，不也就是牙醫師努力要達成的「提高患者滿意度」這個終極目標嗎？

本書不但完整地說明理論，也清楚明白地告訴讀者如何烹調軟食？又該如何兼具營養與美味？與我公會編譯的《牙籤式刷牙法》（原水文化出版）一樣，不只是空說理論，是真正拿到書就可立刻上手執行，即時受用的知識。

跟牙醫師的目標一樣，都是為了經由嘴巴來提升生活品質與健康，由這角度來看，我在這裡推薦這本書給大家。

一同追尋的美味人生

舒靜嫻｜陽光社會福利基金會執行長

　　創會三十多年，向以服務顏面損傷和燒傷朋友、提升其生活品質為己任的陽光基金會，自 2006 年起全面展開口腔癌病友（**陽光簡稱為口友**）服務。初初接觸的這群服務對象特別令人印象深刻——多半是中壯年、男性尤其多，大多數為終日辛苦打拚的勞工朋友，當然其中也不乏自己當老闆的。陽光的社工夥伴都暱稱他們為「大哥」，進而也就接觸了許多為陪伴大哥抗癌、照顧健康而費盡心思的「大嫂」們。

　　口友由於疾病本身的傷害以及接受手術及化、放療之後遺症，造成口腔結構及功能毀損，許多人合併有張口、咀嚼以及吞嚥困難。根據本會 2015 年統計，服務對象中高達 74% 有吞嚥或咀嚼困擾，影響其生活品質甚鉅。因著個別差異，有人終身僅能以流質飲食維生；有人情況較佳，分別可以進食軟流質、軟質或固體食物。因為「食」在不方便，大哥們必須更積極克服營養攝取的問題，否則連抗癌的體能都逐漸弱化，更遑論要正常作息、參與人際以及回歸職場。

　　2015 年，陽光同仁從服務中發展出《食在乎你勇——營養食譜》，是第一本專為口友大哥飲食需求所設計的營養書，消息

曝光後，除了口友之外，意外引發其他癌友及家有長輩的民眾紛紛來電洽詢，這現象反映出社會上有極廣大與迫切的需求未被滿足。因此我們仍對陽光營養食譜僅提出 24 道菜餚、點心以及 3 道中藥飲，感到不足而兀自掛念著。

如今，喜見城邦集團原水文化出版社為其健康飲食書系補齊了針對特殊族群所需的這本新書，徐于淑營養師以其專業和豐富經驗，深入淺出地帶領讀者進入一個軟食世界，透過認識食材的特性、善用香料提味，運用簡單工具、小技巧，即使受限於軟食的人們，仍然得以享受進食的樂趣。尤其書中端出了 72 道食譜，令人振奮，這不啻為另類的人本關照，值得肯定並且好好地加以推廣，讓更多民眾受惠。最後謹藉這個角落，代表陽光服務的口友大哥們，向原水文化努力使其生活更有品質而致上深摯的謝忱。

推薦序2 ─── 一同追尋的美味人生

吃得下、吃得對、吃得好，
營養均衡、生活品質高

李蕙蓉 惠璿諮詢中心 顧問營養師
前國泰綜合醫院營養組組長

　　有天在朋友的聚會餐桌上，出現了二把食物剪刀。在一陣錯愕之下，隨之恍然大悟，哄堂大笑，原來是有位阿嬤及一位 3 歲的阿孫都需要它剪食物，以便咀嚼。這種情景，讓我想到年長者或幼兒因咀嚼困難而引發的營養問題。

　　根據內政部統計處資料，103 年國人平均餘命 79.8 歲，平均死亡年齡 71.8 歲，大約有 8 ～ 10 年的不健康生命。如果能製作咬得動、吃得下的飲食，讓人吃得對、吃得好，可以提供均衡且足夠的營養，可使高齡者縮短不健康生命的時間、提高生活品質，亦可使幼兒發育良好、成長健康。

　　隨著年齡老化，或因疾病治療副作用的影響，造成身體組成、感官、生理及消化系統及免疫功能的變化，引起味覺低下、嗅覺遲鈍、唾液分泌量減少、牙齒掉落或牙口不好，導致咀嚼困難及吞嚥能力下降。如此，喝水時容易發生嗆咳，進食時因咬不動、吞不下，再加上活動力減弱，自然而然食慾不佳、減少食物攝取，因而導致熱量攝取不足需求量、營養素吸收變少或不均衡，長久下來，就會出現營養不良、免疫力下降的狀況，甚至出現肌少症或衰弱症等症狀。1 ～ 3 歲成長期的小朋友，也可能會因咀嚼能力的影響，養成挑食習慣，導致營養不均衡、成長遲緩。

每日準備餐飲的家人或照顧者，可能會是因營養知識的不足、烹調技術的缺乏，或欲借助外食之力，似乎也無法準備適合高齡長者、病人或成長中的幼兒所需的食物而煩惱。此次城邦集團原水文化出版社邀請徐于淑營養師編著本書，相信對因吃而煩惱的朋友及照顧者是一大福音，特別是有咀嚼吞嚥困難者。本書採用簡單易懂的方式，介紹食材選擇的基準、食物切割的分工、烹調方法、外食的選擇，及易於食用的料理食譜、營養相關知識等，讓讀者易學易做；同時本書內容完整，涵蓋了改善吃不下難題的飲食方法、吃出活力健康的營養規劃、軟食力飲食的製作、活力健康飲食的食譜；特別是食譜內容豐富，讀者可依個人需求參考選用，做不同的組合搭配，達到均衡營養的目的。使病人樂於進食，進而改善營養不良的現象。

　　我很樂見此書的誕生，特別是作者于淑營養師，她是一位資深優秀的營養師，不但擁有醫院的臨床經驗，這些年來又有照顧婆婆及小朋友的親身經驗，她的經驗讓此書內容精彩、豐富，使此書成為兼顧理論與實用的書籍。

善用烹飪技巧讓食物即使變軟也可口

趙強 | 馬偕紀念醫院營養醫學中心台北營養課資深營養師

「營養師，我奶奶需要補充蛋白質，但牙齒不好，卻又想吃牛肉耶。該怎麼辦哪？」

「其實不難，牛腱也可以燉軟讓阿嬤吃啊！」

「可是～～牛腱不是有筋嗎？煮好切片，還是太硬，阿嬤咬不動！」

一般說來，每個人都有自己的飲食習慣，愛吃、常吃的食物，常是從小時就開始吃，因為也許是媽媽的拿手菜，或者是家鄉常見的料理，使許多人從年輕吃到老也吃不膩。但隨著年齡的增長，牙齒逐漸動搖脫落，或是腸胃功能開始衰退，許多能讓年輕人吃得盡興的食物，對老人而言，可能已經太硬、太韌，只能望之興嘆！

隨著工業的進步，我們開始有果汁機、調理機與調理棒可供利用，但是，這種「將食物打碎再吃」的方式，也許能吃到食物的味道，但不論是質地或色澤都無法令人滿意。即便有人將絞碎的食物以塑型的方式，「模擬回食物原本的樣貌」，其實還是不能滿足吃的慾望。

現在的營養師，除了要會營養學之外，還真需要擁有做菜的能力哩！

「我教你一個非常簡單，可以讓牛腱變軟，讓阿嬤照樣享受

吃牛肉料理的方式。訣竅是——用電鍋燉煮二次。」

「將帶筋的牛腱肉洗好，不切，整塊放進傳統電鍋內鍋，內鍋的水要淹過肉，放薑、滷包皆可，我家都不放醬油，只是白滷。」

「煮的時候，電鍋外鍋倒一杯水，蓋好鍋蓋，按下電鍋開關，就可以去做別的事。當電鍋開關跳起時，不要馬上將肉拿出，利用電鍋餘溫繼續悶煮。」

「等待十五至二十分鐘後，在電鍋的外鍋再倒一杯水，按下開關，再煮一次。等第二次電鍋跳起後，照樣悶十五至二十分鐘。」

「取出牛肉，放進冰箱冷藏庫放個大半天，再用逆紋切成硬幣厚度的肉片。」

「因為牛腱煮了兩次，用電鍋的餘溫悶煮，而不是一直在爐火上滾，肉質就不會變柴，而且原本堅韌的牛筋也會在湯汁裡因為溫度的作用而變軟。只要冷藏後再逆紋切成薄片，淋上一些熱熱的牛肉湯汁，阿嬤就可以吃得非常高興。」

「哇！營養師，你好厲害喔！」

「呵呵！其實我不厲害，這道燉牛肉，其實是我媽為了讓我爸能夠繼續享受牛肉的滋味，而想出來的簡單方法而已！」

欣見擁有多年醫學中心執業經驗，又有絕佳烹調技術的營養師徐于淑營養師，為牙口不佳者撰寫了本書。其中，不僅只是利用烹調技巧，將食物製作為易於入口、咀嚼而已，更考量到食物搭配的均衡度，分門別類來設計食譜，加上各式調味與辛香料的運用，使食物可以兼具營養與美味。

這是一本值得家有牙口不佳的長輩，或是因為疾病而需要吃得軟，卻又需要足夠營養的人，必備的一本書。推薦給您！

一起做色香味與營養兼具的「軟」食物吧！

徐于淑 專業資深營養師

初為臨床營養師的頭一年，照顧過一位令我印象深刻的口腔癌病人。

約莫四十歲出頭，因接受手術治療癌症，導致右側臉頰部分切除，用大腿外側皮瓣重建；抽菸、喝酒、嚼檳榔，牙齒剩沒幾顆，且看起來搖搖欲墜；身高不高，但看起來面黃肌瘦、營養不良，臉上還多了一根大象鼻子（鼻餵管）。

顯著與眾人差異的外表，卻有著開朗健談的個性，讓我每次經過病房時，都會進去聊兩句，關心他的進食狀況。

這位病人很喜歡「吃」東西，床邊總是有布丁、蛋糕、麵包等，他確定能「咬得動」的食物，但咀嚼與吞嚥功能受限，經常發生嗆傷、誤嚥甚至是吸入性肺炎，而反覆住院數次。有次，又因吸入性肺炎住院，平時夫妻感情甚佳的太太向我抱怨：

「營養師……妳勸勸他！我就跟他說吃海鮮粥一定會嗆到，可是他硬是要吃，妳看……我們又進來（醫院）了！」

於是，我轉向這位病人，打算說服他：

「其實你有裝鼻胃管，主要的營養來源是靠這裡進去，只要每

天灌的營養牛奶夠，嘴巴不一定要吃；或者，如果你真的想吃，可以考慮打成流質，用湯匙小口進食。」

「可是嘴巴沒動，我就覺得沒吃東西啊，食物都打成流質，吃起來多沒口感！牛奶都是我老婆在灌，根本沒有飽足感，只有打嗝時，那個奶味……嗯！我快受不了了！」

當時，增稠劑的商品並不普及且昂貴，臨床經驗又不足的我，只能向這對夫妻衛教我所知的合適食物。約莫半年後，又再次從住院名單發現這位病人的名字，進病房訪視時，病床上卻躺著另一個陌生的病人，詢問病房護士後，才得知我所認識的病人因癌症復發且有併發症，永久的出院了（上天國）！

從小外食長大的我，對烹煮食物方法太陌生，說的比做的多，當時沒能幫上這位病人太多忙，總是讓我覺得過意不去。之後，利用下班空閒時間，進修上課、實際操作演練，考取中餐丙級證照。

累積了豐富的臨床經驗後，離開醫院進入基金會，和廚師、同事們不斷試驗，努力讓食物吃起來再軟嫩一些，體驗只用上下顎及舌頭但不用牙齒的咀嚼方式，用心讓食材搭配組合的餐點既營養又色香味俱全。每次烹調後的成品，試吃者們總能給予誠摯的回饋與建議，讓我們有機會修改再嘗試，同時也理解這些咀嚼或吞嚥功能障礙者「想隨心所欲吃」的熱切渴望。

隨後發現這樣的「軟食」，對於家裡長牙或換牙中的小孩、全口假牙的長輩，甚至是戴牙套的親戚，也能適用。

原來愉快的進食，能給人極大的心理滿足。因而發想撰寫本書，希望每個人都能享受「進食」的樂趣。

學習幫助吞嚥的飲食製備技巧

台灣有兩大類的人口逐年增加，一是高齡銀髮族，另一是癌症癒後病友。隨著「老齡化」，逐漸步入「超高老齡化」的社會，這些高齡者因行動減緩、體力漸差、腸胃吸收變弱、牙口咀嚼功能不佳等因素，造成食慾不佳、攝食量降低、營養不良，導致抵抗力下降、容易受感染，而走入健康凋零的惡性循環。

除了老化引起的健康問題外，令人聞之色變的癌症也已蟬連十大死因榜首 33 年，許多病友接受手術、放射線治療、化療、標靶藥物等癌症治療方式，也會對身體造成食慾低落、攝食量有限、抵抗力下降等影響。

在醫院臨床工作數年，常常遇到許多病友們因為吃不下、吃太少而必須照會營養師。經過謹慎評估後，發現這些病友們最常遭遇到的共通狀況就是咬不動、吞不下、沒食慾，導致攝入的食物種類受限，攝食量減少，營養素自然不足。若在醫院，還有各種不同食物質地但營養均衡的餐種可提供給病友做選擇；但出院返家後，照顧人力不足、照顧者不知如何準備飲食是常見的問題。

「You are what you eat ！」簡單的翻譯就是「吃什麼像什麼」，你我吃的任何食物與營養都是對身體健康影響甚鉅的投資，但咀嚼或吞嚥障礙者，就算面對滿桌的美食，卻無法入口，身體依舊得不到足夠的養分。因此，關心自己及家人的健康，就要從準備合適的飲食開始著手。

本書的主旨就是希望能將臨床經驗與飲食專業知識結合，變

化出一道道製備簡易、營養均衡且容易入口的菜色，分享給需要的讀者及病友，能在食安風暴不停及黑心食品充斥的現代，別再過著「簡單吃」、「隨便吃」的生活，開始親自下廚，為自己及家人料理出營養美味的佳餚。

全書分為四個部分，**第一部分「吃不下，怎麼辦？」**，主要簡述有哪些族群或病友需要「軟食力」，同時介紹吞嚥動作的生理階段、吞嚥障礙的症狀及改善以增加進食量的方式。

第二部分「吃出活力健康的營養規劃」，參考地中海飲食、日本沖繩居民飲食原則，再合併本土的臺灣衛生福利部「每日飲食指南」資料，找出共通性，並給予飲食建議。

第三部分「好入口 & 好吸收的軟食力飲食」，提供適當的軟食食材選擇，運用刀工、急速冷卻調整食物質地，善用電鍋、壓力鍋使烹調流程變簡單。

最後部分「活力健康飲食72變」，共設計72道食譜，包含早餐、主食、主菜、副菜、湯品、甜點，可自由搭配選用。

咀嚼或吞嚥障礙程度因人而異，本書提供的軟食食譜，是指功能雖有退化但尚保有基本的咀嚼及吞嚥力，屬於輕度吞嚥障礙者適用。程度較嚴重者，可再將食物切碎、磨泥或攪打成流質食用，盡可能享受食物美味。但若嗆咳及誤嚥（食物誤入氣管）經常發生、攝食量不如預期、體重逐漸下降，則應諮詢醫護人員，考慮安裝餵食管的必要性。

期望本書能提供咀嚼或吞嚥障礙者或照顧者製備飲食的方向及方法，享受進食的樂趣，擁有健康、長壽、優質的生活品質。

❖製作容易咀嚼＆吞嚥食物的技巧

讓食材變得好咀嚼、好吞嚥的刀工

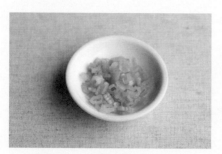

▲切細末

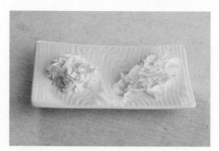

▲切絲、切細碎

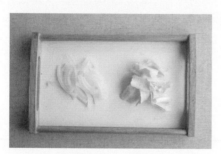

▲橫切薄片、撕小片

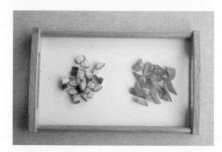

▲切小丁、切小段

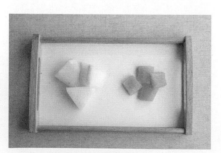

▲切小塊

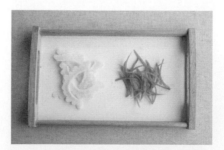

▲切薄片、刨絲

讓食材容易軟化的製備技巧

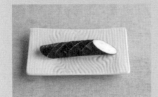
▲表皮刻花

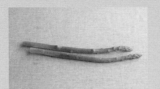
▲削除表皮

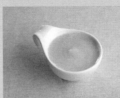
▲加入天然酵素
（如鳳梨汁）

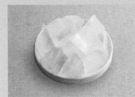
▲冷凍

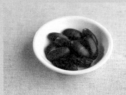
▲用電鍋（壓力鍋）燉煮

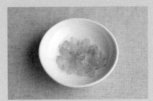
▲延長加熱

讓食物好吞嚥的輔助品

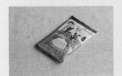
▲洋菜粉

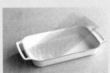
▲吉利丁

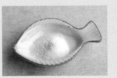
▲增稠粉

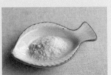
▲嬰兒米粉

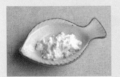
▲太白粉

▲油脂

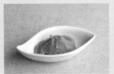
▲味噌

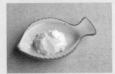
▲美乃滋（沙拉醬）

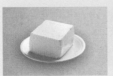
▲豆腐

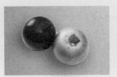
▲容易出水的蔬菜
（如洋蔥）

避免嗆到的飲食技巧

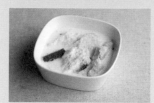
▲將乾硬食物浸濕

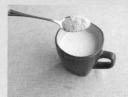
▲增加液體稠度

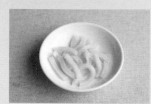
▲麵條剪成小段

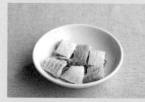
▲魚肉切成一口大小

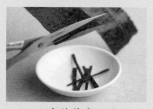
▲海苔剪成細條

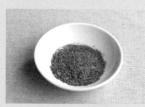
▲柴魚片揉成粉狀

製作好入口、吞嚥食物的器具

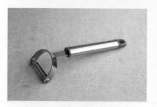
▲刨絲器

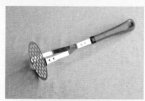
▲壓泥器

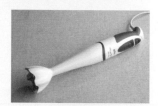
▲攪拌棒

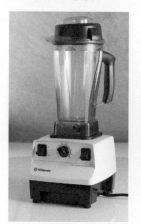
▲生機調理機（或果汁機）

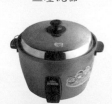
▲電鍋

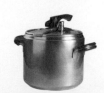
▲壓力鍋

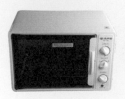
▲烤箱

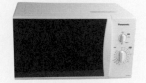
▲微波爐

吃不下，怎麼辦？

食物可提供熱量及各種營養素，以供應人體所需、構成身體組成及維持身體各種功能正常運作。然而隨著臺灣經濟發展，生活水準逐漸提高，民生物質不虞匱乏，「吃不飽」已演變為「吃太多」，以致產生肥胖、糖尿病、高血壓等慢性疾病。

但仍有許多人卻因為「吃不下」而苦惱著！原因並非食物供應不足，而是年齡老化、牙口不好造成咀嚼及吞嚥的功能退化；或是腦性麻痺或中風等疾病影響神經功能；或是頭頸癌、口腔內手術，使得控制咀嚼或吞嚥肌肉等構造無法正常運作，這種種因素導致同一種結果──食物攝取量少於身體的需要量。初期會體力衰退、體重減輕，若仍未做任何改善或營養補充；長久下來則會營養不良、免疫力下降，易造成吸入性肺炎、肺部疾病、骨折、肌少症及衰弱症。

誰需要「軟食力」飲食？

　　民以食為天，「進食」應是愉悅地享受美食，感受它為身體活動帶來所需的能量及精力，但若食物不易咀嚼或吞嚥，長期下來，就會變成每天必經的磨難。

　　身體無法獲得足夠的營養，導致體力、免疫力、營養狀態衰退，便容易陷入**感染→生病→臥床不起→咀嚼、吞嚥功能變差的惡性循環。**

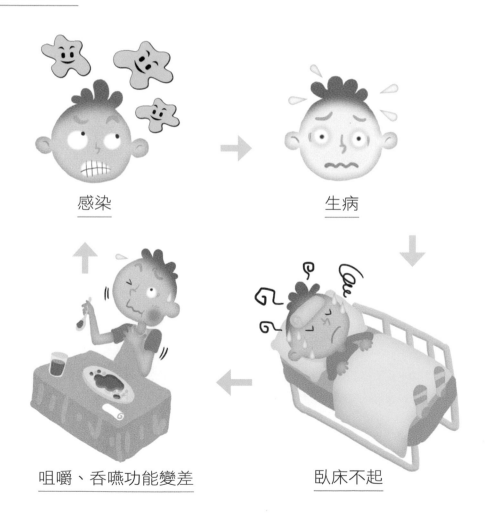

感染　　　　　　　　　　　　生病

咀嚼、吞嚥功能變差　　　　　臥床不起

❖ 台灣 65 歲以上老人吞嚥障礙比率高達 9.5%

依據 2005 年「國民健康訪問調查」顯示：65 歲以上老人的全口無牙率為 25.8%，也就表示約四人就有一人是無牙狀態。另有研究針對台灣北部某行政區年齡大於 65 歲以上之社區民眾，進行吞嚥評估，共收案 216 位，以吞嚥問卷檢查表及吞嚥測試（water test）進行吞嚥功能檢測，發現吞嚥障礙比率為 9.5%。

隨著台灣邁入超高老齡的社會，吞嚥困難問題勢必日益嚴重。研究指出，約有 60% 的長期照護需求者（包括腦中風、慢性疾病病患、身心障礙等）皆有進食困難的症狀。

熟齡者	常見的困擾是缺牙、配戴假牙不適，影響食物切斷及咀嚼；同時吞嚥肌肉退化，唾液的分泌量減少，也會讓食物不易吞嚥或引發嗆咳。
失智症、帕金森氏病、腦性麻痺、腦中風等病患	除了因神經損傷所造成肢體進食活動障礙外，吞嚥肌肉也無法發揮正常功能導致吞嚥困難。
頭頸癌癒後、臉部或下巴骨折或手術後、齒列矯正者	因拔牙或部分口腔構造的切除，造成短期或長期的咀嚼、吞嚥困難，增加進食難度。
肌無力症、漸凍人	因疾病導致全身肌肉（包含吞嚥肌肉）無力，影響進食活動及造成吞嚥障礙。
1～3 歲幼兒	因牙齒尚在生長，手部的小肌肉動作控制也在發展中，而有短期的軟食需求。

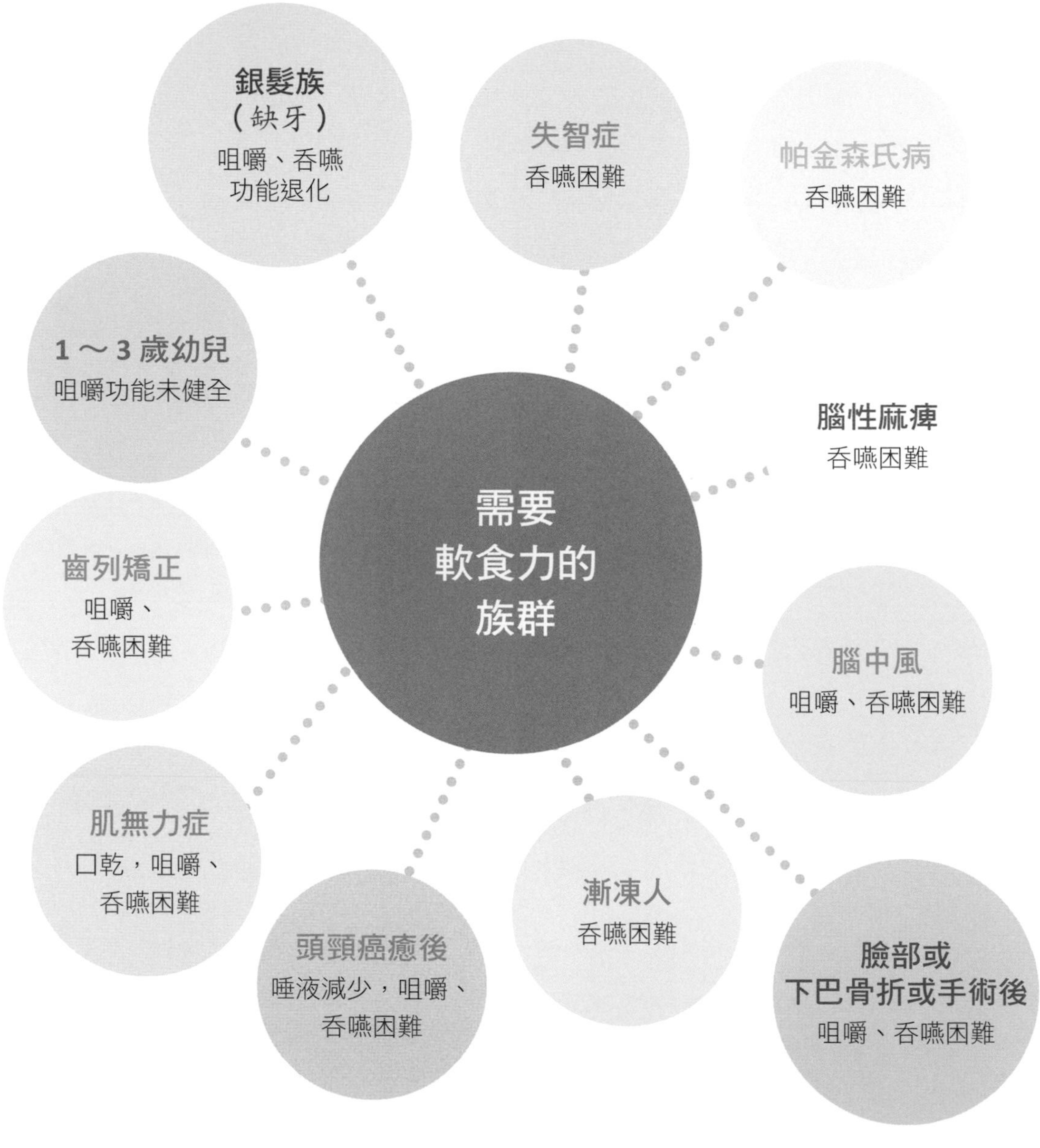

銀髮族
（缺牙）
咀嚼、吞嚥
功能退化

失智症
吞嚥困難

帕金森氏病
吞嚥困難

1～3歲幼兒
咀嚼功能未健全

腦性麻痺
吞嚥困難

齒列矯正
咀嚼、
吞嚥困難

需要
軟食力的
族群

腦中風
咀嚼、吞嚥困難

肌無力症
口乾，咀嚼、
吞嚥困難

頭頸癌癒後
唾液減少，咀嚼、
吞嚥困難

漸凍人
吞嚥困難

臉部或
下巴骨折或手術後
咀嚼、吞嚥困難

認識吞嚥動作 4 大階段

　　「吃東西」，是再簡單不過的動作，似乎是人與生俱來的本能。有意識的動作是，眼睛看到想吃的食物，手伸過去拿取（夾起），將食物放入口中。但是口中的食物經由食道進入到胃，這無意識的反射過程卻是相當複雜的，尤其當某些因素造成咀嚼或吞嚥的行為障礙時，即容易引發「嗆咳」。

　　正常的吞嚥動作包括「**口腔準備期**」、「**口腔期**」、「**咽喉期**」、「**食道期**」四大階段：

| 口腔準備期 | 食物進入口中，經由牙齒（牙齦）、舌頭、口腔內肌肉等部位的協調動作，將食物咀嚼磨碎，加上口水分泌、混合，形成滑潤的食糰。如果有缺牙、牙齒搖動，食物就無法磨得細碎；口水分泌量減少，則會使食物不夠濕潤，不易後續的吞嚥動作。 | 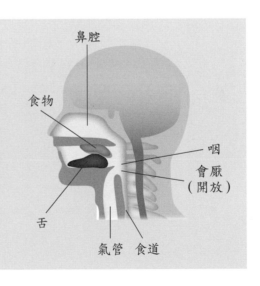 |

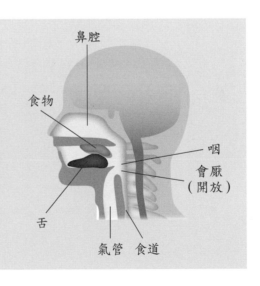

口腔期（或稱為第1期）	當舌頭將食糰向後方推送到咽頭位置，會將訊息傳到腦部，引起吞嚥反射。	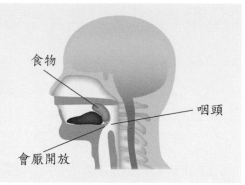 食物 咽頭 會厭開放
咽喉期（第2期）	吞嚥反射時（此過程是非自主性），軟顎向上提，舌頭向後上方移動，造成舌咽密封（palatopharyngeal seal），將鼻腔的入口閉合，防止食物誤入鼻腔。若曾接受過放射治療、有唇顎裂或是因打鼾接受過雷射手術者，可能造成舌咽密封不完全，食物容易向上逆流，嗆到鼻腔。	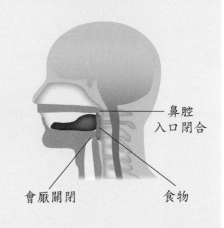 鼻腔入口閉合 會厭關閉 食物
咽喉期（第3期）	食糰受到壓迫，被動往後推。若曾接受舌頭手術或放射治療後會導致食物在此堆積，每口食物需嚥兩、三次，才能完全吞下。	
咽喉期（第4期）	會厭軟骨的位置由垂直轉為水平，再形成凸形（inversion），將氣管的入口閉合，同時關閉聲門，並使喉頭提高。若曾接受頸部手術或放射治療者，可能導致喉頭無法順利提高而導致吞嚥困難。	

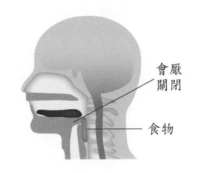

咽喉期（第5期）

環咽肌鬆弛、上食道括約肌（賁門）打開，食糰才會掉入食道，進入食道期。

會厭關閉

食物

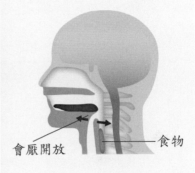

食道期

食道蠕動，帶著食糰經過頸部及胸部的食道進入胃中。

會厭開放

食物

　　吞嚥機轉包括相關肌肉的協調及神經的支配，若有肌肉損傷或神經失調等問題者，皆可能造成吞嚥困難的發生。

　　口腔準備期耗費的時間較不一定，會因個人咀嚼功能程度而異；而**口腔期**（或稱第1期）、**咽喉期**第2、3、4、5期通常只須各花費半秒鐘，且第3、4、5期和**食道期**會重複並同時發生。

吞嚥障礙的常見症狀

吞嚥障礙是指進食時有食物不易咀嚼、吞嚥或容易嗆咳的情形，可能是因身體機能退化、口腔構造異常或某些心理的因素所造成。

若自己或家人常發生下列症狀，應至醫療院所進一步評估，即早治療及復健。

1 進食時有較多的口腔動作，每一口食物須分兩、三次才能吞下。

4 吞嚥反射有困難，食物易進入鼻腔。

7 進食中或進食後常常咳嗽、嗆咳。

2 咀嚼時，食物會不自覺往外掉落。

5 食物易殘留在口腔內的某一側或舌面上。

8 無法用吸管吸取食物（吸不起來或無法控制吸取量）。

3 平時有流口水情形。

6 吃完食物後，發聲會有咕嚕聲。

9 經常感染肺炎。

吃不下，怎麼辦？

美食當前，但因為某些原因導致「吃不下」、「不敢吃」，對心理真是一大折磨。想要愉快地將美食「入口」且能「吃下去」，改善的方法有兩大方向，一是功能性的改善，另一則為食物的調整。

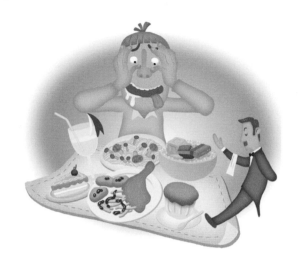

❖ 功能性改善

若是**缺牙者**裝假牙、接受植牙，就可以解決咀嚼困難而能將食物咬得更細碎；若是**吞嚥困難者**則可以先藉由專業的吞嚥評估，以尋求合適的吞嚥姿勢或藉由復健訓練來改善吞嚥動作。

缺牙者的重建

牙齒是一個人的門面，若有缺牙而又「遇缺不補」時，不僅影響美觀，且食物容易卡在縫隙，增加潔牙困難度，造成其他牙齒移位、齒列不齊、蛀牙或牙周病，進而影響咬合、咀嚼功能，甚至臉型不對稱。

缺牙的常見治療方式包含固定式牙橋、活動式假牙及植牙等，建議依個人牙齒狀況與牙醫師討論，以尋求最適切的治療方式。

固定式牙橋	主要是取缺牙的前牙及後牙作為支撐,將前後牙各磨短一些,做三至四顆相連的假牙,用來取代中間缺牙的部分;但若前後牙齒磨得太多,反而造成神經外露,變成敏感性牙齒,再加上清潔不當、細菌入侵,連帶影響到前後牙齒的健康,恐讓原本只有一顆缺牙,惡化成壞三顆牙。
活動式假牙	原理類似牙橋,雖可自行拆卸,但易發生假牙鬆脫的情形,因此較適合修復前牙缺牙區,若做在後牙區,會有假牙被食物沾黏,一起誤食進入食道或呼吸道的隱憂。
植牙	將人工牙根種入缺牙區的齒槽骨,等待數月讓骨頭癒合,再於穩定的人工牙根上面進行假牙製作,優點是不必傷害前後方的健康牙齒,缺點是價格昂貴,若牙周病未治癒、服用雙磷酸鹽類的治療骨鬆藥物或有抽菸、嚼檳榔習慣者,會影響人工牙根的癒合狀況,不利於植牙治療。

缺牙重建的療程結束後,養成口腔清潔保養的好習慣更重要,依治療方式選擇適當的牙刷、牙線或牙間刷輔助潔牙,才能維持其他健康牙齒,不再缺牙。

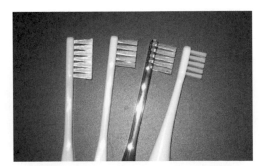

▲取材自《牙籤式刷牙法》(原水文化出版)。

吞嚥困難者的評估與復健訓練

　　若是**吞嚥困難**者，復健科醫師及語言治療師會先進行臉部、口腔、咽部的運動、反射、感覺機能的評估。用少量開水進行吞嚥測試，觀察其吞嚥反射是否延遲、嗆咳是否發生、嗆咳與吞嚥發生的先後順序、食物是否跑至鼻腔或氣管，以及其他任何異常現象，也可使用螢光攝影或內視鏡檢查，推論出吞嚥過程中，是哪些步驟出了問題。

　　經過仔細的檢查及評估後，醫師及治療師會依照其吞嚥障礙的成因及嚴重程度，設計專屬的訓練課程。吞嚥的復健訓練可約略分成間接及直接訓練法兩種。

間接 訓練法	是指增進口腔、舌頭、咽部的肌力及協調性，強化吞嚥或咀嚼功能，或利用低溫刺激增加吞嚥反射敏感度，屬於著重於**口腔運動**（詳見第 38 頁），但沒有實際進食的訓練方式。

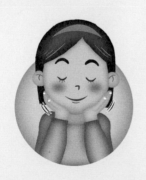 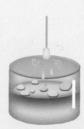 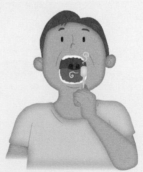

▲ 口腔體操可增進口腔肌力及協調性。　　▲ 低溫刺激能夠增加吞嚥反射的敏感度。

直接 訓練法	是指使用食物或液體來訓練吞嚥動作，並同時搭配進食姿勢的調整、口中食物放置位置、食物質地的適當選擇、方便取食的餐具，增加吞嚥效率，提升吞嚥動作的安全性。

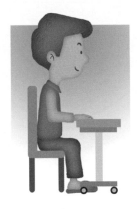

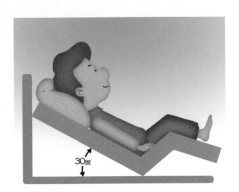

90度坐姿
（自己進食時）

30度仰臥
（照顧者協助進食時）

▲ 配合進食，調整適當的姿勢。

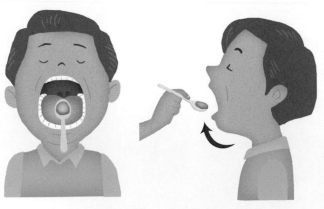

▲ 食物要放置於口中適當位置。

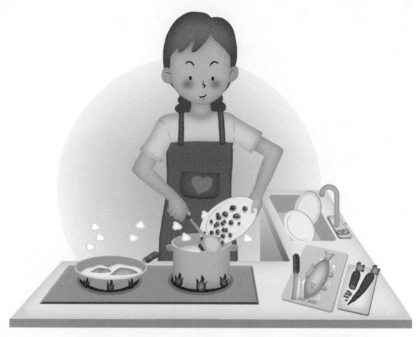

▲烹調合適的食物——例如體積小、質地軟嫩、有點濃稠。

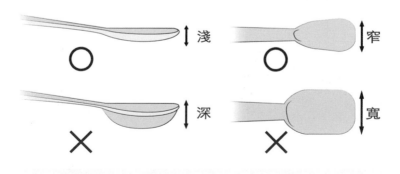

▲使用方便取食的餐具。

◆ 嘴巴閉合運動

示範動作

Step**1**

嘴巴張開，儘量張到最大，維持 5 秒。

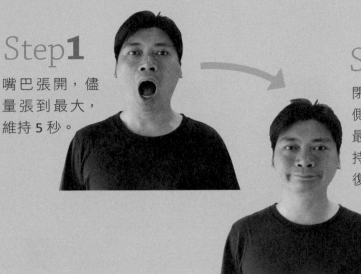

Step**2**

閉緊嘴巴，兩側唇角上提至最大角度，維持 5 秒，再恢復原狀。

◆ 嘴唇運動

示範動作

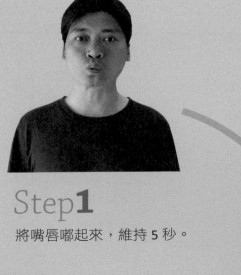

Step**2**

咧開嘴，唇角上揚，狀似大笑貌，維持 5 秒，再恢復原狀。

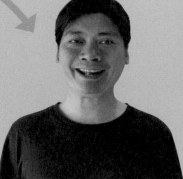

Step**1**

將嘴唇嘟起來，維持 5 秒。

◆ 臉頰運動

示範動作

Step**1**

鼓脹兩頰，
維持 5 秒。

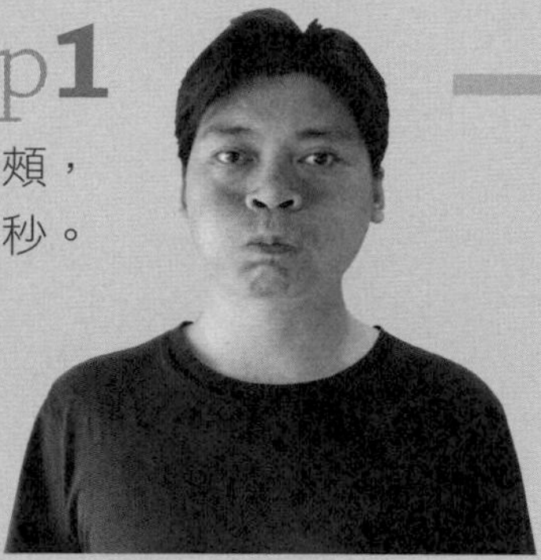

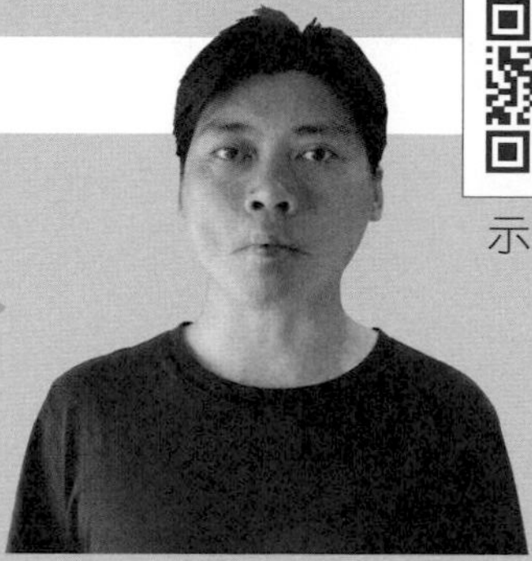

Step**2**

緩緩吸氣，噘起嘴唇做吹口哨狀，維持 5 秒，再恢復原狀。

◆ 舌頭運動

示範動作

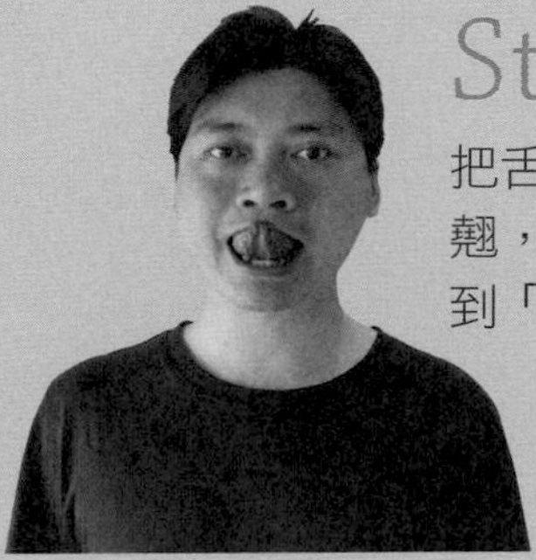

Step**1**

把舌頭伸出外面並往上翹，舌尖儘量伸至可舔到「人中」的位置。

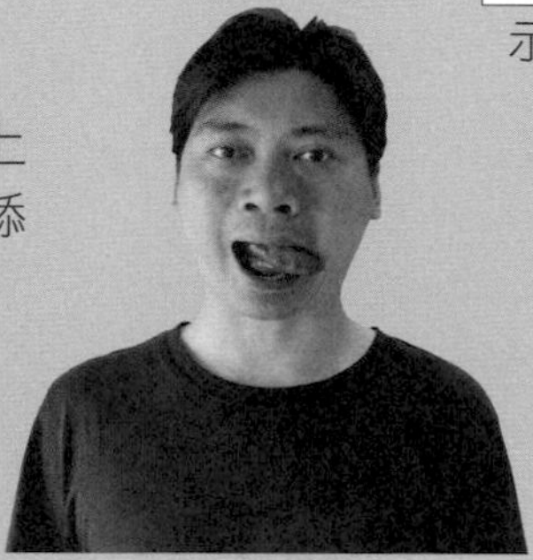

Step**2.3**

舌頭向左右嘴角移動，儘量伸長。

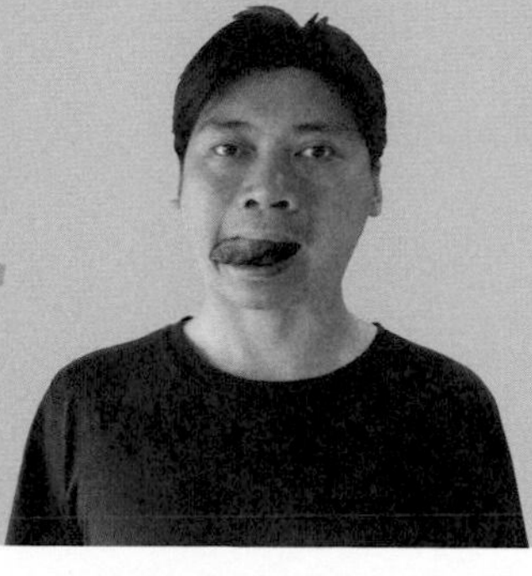

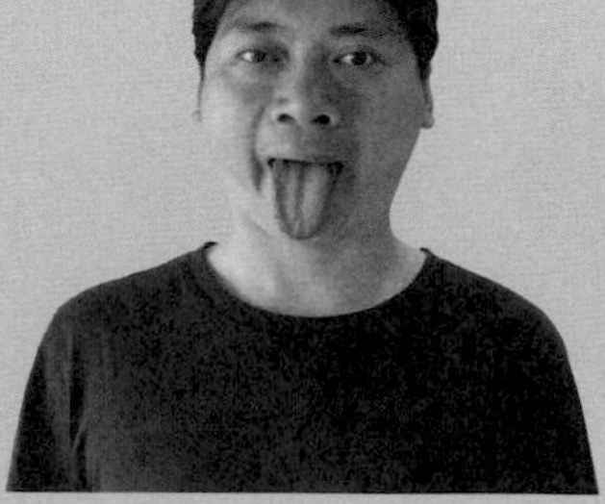

Step **4**

把舌頭伸出外面並往下伸長。

❖ 食物的調整

　　挑選合適的食材，運用一些小技巧以調整食物的質地，或預先將食物製備為更柔軟及易吞嚥的狀態。這也是本書將提供給讀者的主要方法。

選擇合適的食材

選擇水分含量多、質地偏軟的食材，如下：

全穀根莖類	地瓜、山藥、馬鈴薯、芋頭等。	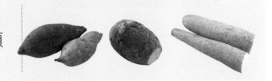
豆魚肉蛋類	豆腐、魚類、蒸蛋等。	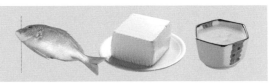
蔬菜	嫩綠葉、瓜類、茄子、菇類等	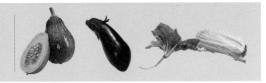
水果	香蕉、草莓、木瓜、西瓜、芒果、奇異果等。	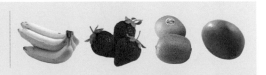
奶類	優格、優酪乳等。	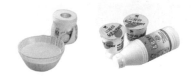

吃出軟食力　好入口&好吸收　活力健康飲食**72**變

調整食物的質地

- 可利用鳳梨汁或木瓜酵素，**破壞肉類的蛋白質組織**。

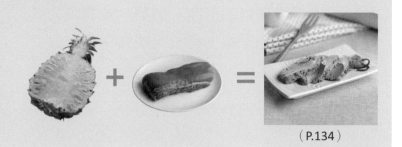

（P.134）

- 可添加太白粉、麵粉、嬰兒米粉，**讓食物變得滑嫩**。

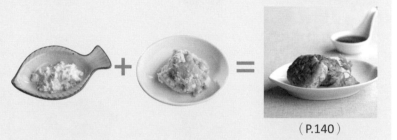

（P.140）

- 可運用市售增稠劑，**調整食物濃稠狀態**。

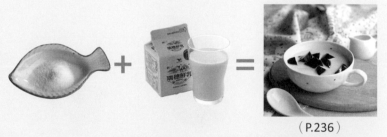

（P.236）

- 可運用膠質，將食物**製成膠凍狀**，利於吞嚥。

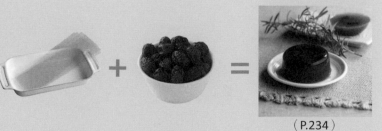

（P.234）

改變食物製備方法

透過改變**食材的形狀、加熱、冷凍**等方式可以破壞食材細胞結構，讓食物質地變軟，利於咀嚼與吞嚥。

- 可以將食物**預先切小、切碎或壓成泥**等。

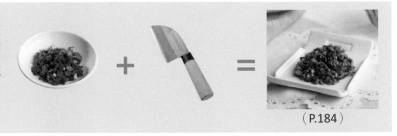

（P.184）

- **延長加熱**煮食的時間。

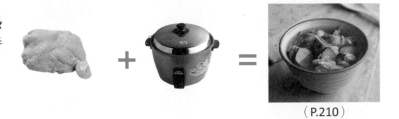

（P.210）

- 可使用電鍋或壓力鍋**加強燉煮**。

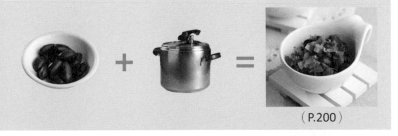

（P.200）

- 透過**急速冷卻**。

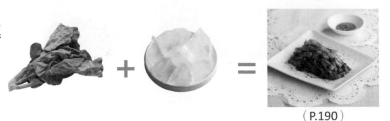

（P.190）

吃出軟食力 ｜ 好入口＆好吸收 活力健康飲食**72**變

PART 02

吃出活力健康的營養規劃

∙∙

若是長期「吃不下」,將會導致營養不良、免疫力下降、吸入性肺炎、肺部疾病、骨折、肌少症及衰弱症等後遺症,因此千萬不能輕忽,必須藉由專業的評估或檢查,找出「吃不下」的原因,並配合適當的裝置(例如裝假牙或餵食管)以及復健訓練,選擇適合進食的食物質地(流質、泥狀、切碎或軟食),盡可能縮短攝食量不足的期間,避免營養素缺失及其併發症產生。

改善「吃不下」的問題之後,還得知道「怎樣吃」,才能讓身體維持健康、延年益壽,而非走向營養不良的惡性循環,是這個章節的重點。

原來，百歲人瑞這樣吃！

猜猜看，世界上人瑞最多、最長壽的地區在哪裡呢？

作家布特納（Dan Buettner）曾與《國家地理雜誌》及一組科學家合作，發現居住在日本沖繩島、義大利薩丁尼亞島（Sardinia）、希臘伊卡里亞島（Ikaria）、哥斯大黎加尼科雅半島（Nicoya）及加州洛馬林達（Loma Linda）的人，平均壽命比美國人多了 10 年，且心血管疾病的罹患率是美國人的 1/6、癌症是 1/5，幾乎沒有糖尿病。這些名為「藍區」（Blue Zones）的百歲人瑞的飲食方式，相當值得參考與學習。

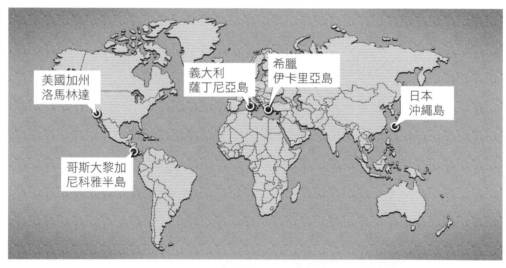

美國加州
洛馬林達

義大利
薩丁尼亞島

希臘
伊卡里亞島

日本
沖繩島

哥斯大黎加
尼科雅半島

▲ 「藍區」（Blue Zones）是世界上人瑞最多、最長壽的地區。

❖ 地中海飲食

所謂地中海飲食（Mediterranean diet）乃泛指地中海沿岸的南歐國家，包含希臘、義大利南部、西班牙、葡萄牙等地居民的傳統飲食模式。

目前，已有大量臨床研究證實，這種飲食法可以降低總死亡率8%，心血管疾病的發病率或死亡率可降低10%，癌症的發病率或死亡率降低6%，帕金森氏病和阿茲海默症發病率則可降低13%。

簡單的說，地中海飲食因富含DHA，為眼睛視網膜及腦部主成份，能促進眼睛健康，預防老化性視網膜黃斑部病變，同時可改善記憶力和認知功能，預防失智症；EPA則能降低血液中的三酸甘油酯和壞膽固醇，保護心血管，能有效降低心血管疾病風險，預防動脈硬化、中風；大量植化素及鎂，能防癌與延緩細胞老化，是促進人體健康、長壽，使人充滿活力的飲食法。

飲食的基本原則

● 以非精緻的植物類食材為主（詳見下頁圖）。	● 吃大量的水果和蔬菜、全穀雜糧類、豆類、堅果種子、橄欖油。	● 多吃魚、海鮮。	● 多喝開水。
● 少食用精製糖。	● 適量食用牛奶和奶製品、蛋及禽肉。	● 少吃紅肉及其加工製品。	● 適量飲用紅葡萄酒（紅酒）。

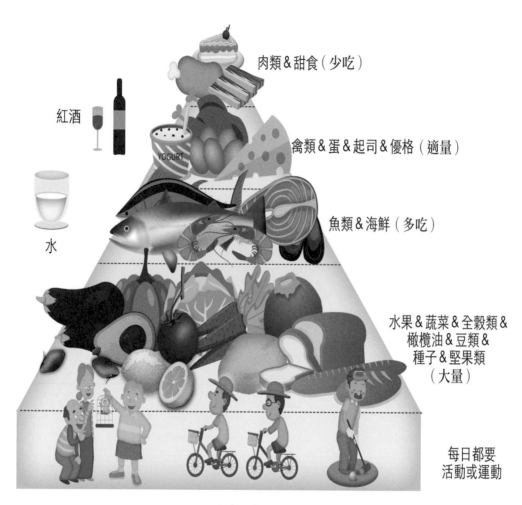

肉類＆甜食（少吃）

紅酒

禽類＆蛋＆起司＆優格（適量）

水

魚類＆海鮮（多吃）

水果＆蔬菜＆全穀類＆
橄欖油＆豆類＆
種子＆堅果類
（大量）

每日都要
活動或運動

▲ 地中海飲食金字塔。

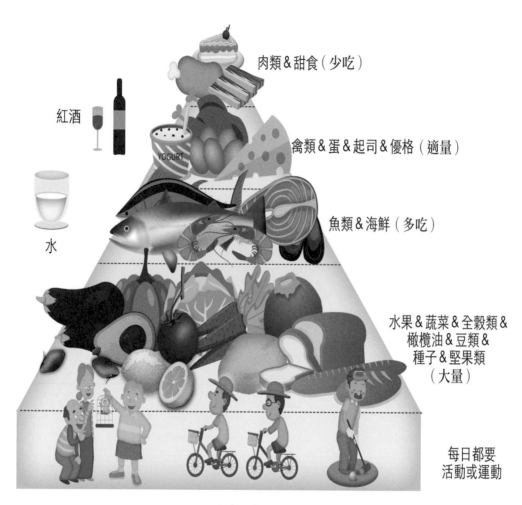

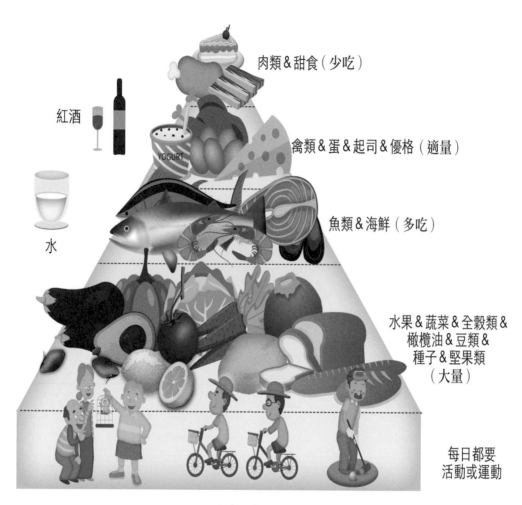吃出軟食力｜好入口＆好吸收 活力健康飲食 **72** 變

紅酒與坊間常見的「葡萄露」、「玫瑰紅酒」有何差異？
後兩者是否有紅酒的養生效果？

紅酒

是紅葡萄採收後壓榨、碾碎，以整顆葡萄型態（包含果皮、果肉、葡萄籽）一起放入釀酒桶中，使葡萄中原有的糖份發酵產生酒精，發酵過程中會降低葡萄酒的酸度、葡萄皮中的顏色被分解釋出並且提升酒的香氣。

葡萄露

是葡萄「額外加糖」釀製而成，其製程沒有像葡萄酒般的精細與嚴謹，但經自然發酵一樣會有酒精成份產生，酒精含量一般較葡萄酒低，但甜度較高，屬於介在葡萄果汁與葡萄酒之間的產品。

玫瑰紅酒

釀造方法與紅酒同，區別在於葡萄皮與葡萄汁的接觸時間較短，在釀造過程中，提早將葡萄皮取出，故顏色較紅酒為淡。

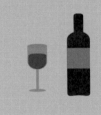

若談及紅酒的功效，多半是指葡萄皮中的植化素，包含：多酚物、白藜蘆醇、類黃酮、花青素等，是強大的抗氧化族群，有預防心血管疾病、降低癌症、延緩老化等功能。而這些物質，其實在吃整顆葡萄時就能攝取到。反而是紅酒、玫瑰紅酒中的酒精容易傷肝；葡萄露中的高量精製糖，易造成氧化壓力，增加罹患糖尿病、心血管疾病的風險，加速皮膚老化。因此若無飲酒習慣者，可適量吃些葡萄；而有飲酒習慣或某些場合需飲酒時，選擇紅酒或玫瑰酒比其他酒類佳；若想喝點酒，但又無法承受高濃度酒精時，葡萄露或許是不錯的選擇。

◆日本沖繩長壽飲食

　　沖繩島百歲人瑞的比例在日本最高，且地理位置接近臺灣，飲食文化及料理方式也相近，而這些人瑞們常吃的健康食材，在臺灣也較易取得。

飲食的基本原則

● 吃飯只吃「八分飽」。

● 很少食用動物的製品（肉、乳製品）。

● 很少喝酒。

● 只吃熱量低，但維生素及礦物質含量豐富的食物，例如：綠葉蔬菜、菇蕈類、雜糧類、豆類等天然食物。

● 一天要吃 5 份蔬菜及 2 份水果、全穀雜糧類當主食、豆類取代肉類。1 份蔬菜約煮熟的半碗蔬菜，1 份水果則約棒球大小 1 顆或切塊後八分滿 1 碗。

● 料理中，大量使用辛香料（如：蔥、薑、薑黃、蒜、辣椒、芥末等）、藥材或香草（如：人蔘、當歸、黃耆、茴香、月桂葉、迷迭香、甘草）和海藻。

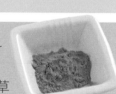

▲黃薑粉。

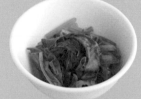

▲ 1 份蔬菜約煮熟的半碗蔬菜。

● 平均每週吃三次魚，並多選用富含 DHA、EPA 的魚，如：青花魚、鮭魚、鮪魚、沙丁魚、鯖魚、秋刀魚等。

● 少糖、少鹽。

● 喝大量的水或茶（綠茶）。

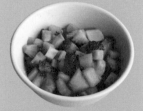

▲ 1 份水果約切塊後八分滿 1 碗。

其實上述兩種經實證研究的長壽飲食，有許多相似之處。因飲食文化不同，烹調方式略有差異（西式的生菜＆東方的燙青菜），食物選擇也有不同（西餐的紅酒＆中式的綠茶）。**但少吃紅肉、多吃魚類及海鮮以獲得 DHA、EPA；少吃精製糖（甜點、含糖飲料）、多喝點白開水；攝取大量的水果和蔬菜、全穀雜糧類、豆類，以獲得纖維質、維生素 B 群、鎂、鉀等營養素的原則是相同的。**

維持活力健康的營養規劃
──均衡 & 原味飲食

參考了上述「地中海飲食」和「日本沖繩長壽飲食」這類能促進身體健康、延年益壽且充滿活力的食物選擇及原則後，再斟酌臺灣衛生福利部公布的「每日飲食指南」份量，規劃出如下均衡及原味飲食。

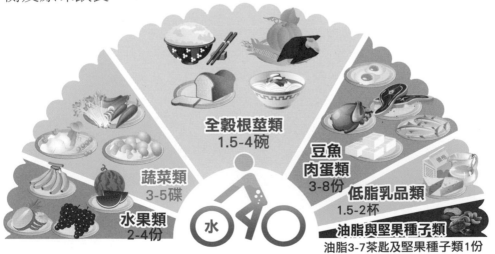

全穀根莖類
1.5-4碗

豆魚
肉蛋類
3-8份

低脂乳品類
1.5-2杯

油脂與堅果種子類
油脂3-7茶匙及堅果種子類1份

蔬菜類
3-5碟

水果類
2-4份

水

▲ 參考「每日飲食指南」規劃均衡飲食。（資料來源：衛生福利部）

❖ 全穀根莖類

此類屬於最大宗的主食，也就是我們常吃的米飯。

建議每日的主食可「部分」更換為全穀雜糧類，如：糙米、紅豆、燕麥、薏仁等，或是澱粉質含量高的根莖類蔬菜，如：馬鈴薯、地瓜、南瓜、芋頭等，這些食物比白米飯含有更豐富的維生素、礦物質、纖維素，可充飽一整天的活力，並且能夠預防便祕。

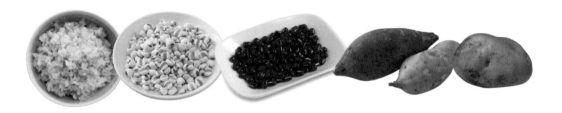

◆ 健康小提醒

如果原先飲食習慣屬較少吃上述全穀類食材者，應先減少原先白飯攝取量約 1/4，漸進式替換，避免瞬間攝取大量纖維，反而造成消化不良、脹氣、腸胃不適等症狀。

◆ 烹調小技巧

全穀類食物的口感較精緻澱粉堅韌及硬，建議穀類在烹煮前可以先泡水 4 至 6 小時或甚至隔夜，蒸煮時用電鍋燉或燜，也可用壓力鍋烹煮，節省烹煮時間。

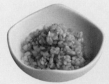

▲ 泡過水的糙米吸飽水份，明顯比沒泡過水的脹大，質地也較容易軟化。

❖ 天然蔬菜及水果

蔬菜及水果含有豐富的維生素及礦物質外，尚有抗氧化物質、植化素、多醣體、多酚類等營養素；**相同重量的蔬果，所提供的熱量比肉類、全穀根莖類等食物低。**

而許多臨床實驗也相繼證實，食用天然蔬菜水果可預防心臟病、癌症、便祕、肥胖等疾病。**每人每日蔬菜的攝取量應為半斤（300 公克）以上**，且建議以當地、當季盛產的蔬果為主，可減少農藥或化學物質的危害。**攝取多種類的蔬果比偏愛單一蔬果，對身體更有助益。**

✦ 健康小提醒

水果中含有大量果糖，而果糖又屬於單醣的一種，攝取過量易造成肥胖、增加心血管疾病的風險，其危害和大量攝取含糖食物或飲料相當。果乾、蜜餞等加工製品，可能含有額外添加物，且容易因「ㄙㄨㄚ˙嘴」而一口接一口，造成過量食用，對健康反而有害無益。

✦ 烹調小技巧

無油、無鹽的烹調，並不完全適用於蔬菜，油脂不足可能導致蔬菜中脂溶性營養素無法釋出，些許調味料可適當掩蓋「草味」，讓蔬菜更易入口；而「清蒸」又比「水煮」的烹調方式可保留住更多的營養素。建議可改食用「溫」沙拉，將蔬菜蒸熟，灑些許鹽、胡椒，淋點優質植物油，用香草提味，簡單、營養又美味。

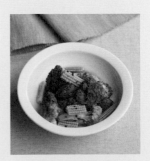
▲ 溫沙拉一樣營養且更容易吞嚥。（P.188）

❖ 海藻類

海藻是海中的蔬菜，包括海帶、昆布、海藻等，擁有豐富的礦物質，可補足陸地植物的不足，且有可增強免疫力、抗癌及預防心血管疾病等優點。

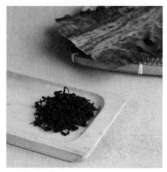

▲ 海藻的礦物質非常豐富。

◆ 健康小提醒

海藻中的碘含量高，甲狀腺疾病患者應注意食用量。另外，市售海帶結常添加明礬或膨發劑幫助泡發，以致含鋁量過高，建議選購時不妨挑選乾的海帶，自己泡發比較安心。

◆ 烹調小技巧

想要縮短海帶煮軟的時間，只須在鍋中加入一點食用醋，或是用煮過菠菜的湯汁來煮海帶，就能快速將海帶煮軟。

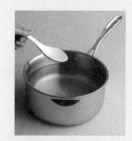

▲ 只要加一點醋就可以讓海帶快速煮軟。

❖ 豆類製品

　　此處的「豆類」，指的是黃豆或黑豆，蛋白質含量較高的豆
類及其製品，如：**豆腐、豆乾、豆漿**等傳統食材，
皆可提供優質蛋白質。常見的日式發酵食
品，如：**味噌、納豆**等，則具有抗老化、
抗癌、抗血栓等保健功效。

✦ 健康小提醒

黃豆含有一些寡糖，特別是存在表皮居多，這些寡糖進入腸道後，
受到細菌分解，會產生氣體，故容易導致脹氣。食用時可從少量
開始，或黃豆泡水隔夜，倒掉這些水，去皮後，重新加水磨碎，
加熱煮沸成豆漿，也可以改食用豆腐、豆乾等再製品，減少脹氣
的發生。

✦ 烹調小技巧

味噌、納豆的含鈉量較高，調味時
應留意鹽的用量或減少額外鹽分的
添加。

市售豆乾易有雙氧水（過氧化氫）
殘留，建議買回來後，以清水洗
淨，先泡一下水以過濾過氧化氫濃
度，再用熱開水燙過或丟入沸水中
稍煮過後再使用，儘量減少殘留
量。如果購買量大，一次用不完，
可以用保鮮袋分裝後冷凍保存。

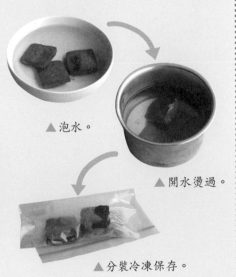

▲ 泡水。

▲ 開水燙過。

▲ 分裝冷凍保存。

❖ 魚及海鮮

　　臺灣四面環海，魚及海鮮的取得容易，**介殼貝類**如：文蛤、蚵、扇貝、九孔等，含有豐富的鋅，可以提升免疫力、預防味覺鈍化。**魚油**可降低罹患失智症的風險、預防血管栓塞的功效，早已廣為人知，若大量從深海魚類（如鮭魚、鱈魚）補充，除恐造成海洋生態危機外，又憂心有重金屬污染，可以參考中央研究院生物多樣性研究中心，於 2015 年修訂的《臺灣海鮮選擇指南》，**儘量食用食物鏈底層的魚類，如：秋刀魚、沙丁魚、白帶魚、養殖烏魚等，也都是魚油的良好食物來源。**

✦ 健康小提醒

不新鮮的海鮮易誘發皮膚過敏，若至傳統市場選購，建議越早去越佳，避免室溫放置過久，新鮮度下降；或可至超市選購冷凍海鮮。優良的冷凍海鮮應堅硬如石，並且無解凍後再冷凍之冰晶。

✦ 烹調小技巧

吃魚最擔心被魚刺噎到了！若是選用魚刺較多的魚，可用小火慢慢燉煮 2 個小時或使用壓力鍋燉煮，如此可讓魚刺入口即化。

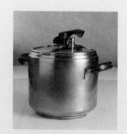

▲善用壓力鍋，可以軟化不易咀嚼吞嚥的食材。

❖ 低脂乳品類

　　東方人普遍因飲食文化影響，導致乳製品攝取量偏低，但乳品可提供較易吸收形式的鈣質，保持骨本，預防骨折，同時也是優質蛋白質的食物。**不喜歡喝牛奶的人，不妨以優格、優酪乳等乳製品入菜或當點心食用。**

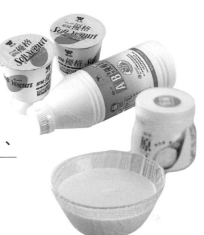

✦ 健康小提醒

有乳糖不耐症者，可先嘗試食用乳糖含量較低的優酪乳或優格，或者以傳統豆腐、小魚乾、深綠色蔬菜來補充鈣質。

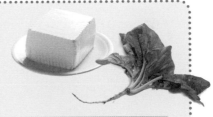

✦ 烹調小技巧

優酪乳或優格因含有乳酸菌可以分解蛋白質並軟化肉類的纖維，與肉類食物合併烹調時，具有軟化肉質的效果，且加熱後酸味變得不明顯，轉為溫潤滑順的口感。

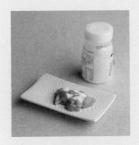

▲ 優格、優酪乳中的乳酸菌可以軟化肉質。

❖ 堅果種子類

　　堅果是指許多富含油脂的種子類食物，如花生、杏仁、腰果、核桃等，這些食物以往因擔心油脂含量高，若食用過量易造成肥胖，所以被歸為熱量控制者的拒絕往來戶，但近年來發現其營養價值比淬鍊後的植物油更高，除了包含多種不飽和脂肪酸外，尚有鎂、鈣、維生素 E、維生素 B 群等，對於腦、神經、心臟、血管皆有裨益，**每日建議量約 1 湯匙**即可喔！

▲ 每天 1 湯匙堅果對健康有益。困難咀嚼吞嚥可將堅果打碎或磨粉後食用。

◆ 健康小提醒

選購時，應選擇低溫烘焙且不額外添加調味料者為佳，才能避免攝入過多的鹽或糖分。

◆ 烹調小技巧

堅果種子類的質地較堅硬，可磨成粉末狀，做成醬料或加入飲品中。

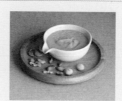

◀ 堅果醬（取材自《發現粗食好味道 2》，原水文化出版）。

❖ 油脂類

　　油脂類約略可分為動物性脂肪、植物性油脂及人工製成的反式脂肪。

- **動物性脂肪**（如牛油、豬油、奶油）在常溫下通常凝結為固態，其飽和脂肪酸含量高，易造成血管栓塞，增加心血管疾病的風險。

- **植物性油脂**（如沙拉油、苦茶油、花生油、橄欖油）則通常為液態，含有豐富的單元或多元不飽和脂肪酸，有利於降低膽固醇。

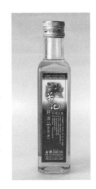

- **反式脂肪**則主要來自經過部分氫化的植物油，因耐高溫，常見於點心烘焙類製品或速食店油炸物。近年來研究發現人造的反式脂肪比飽和脂肪酸更不健康，已有許多國家禁止使用。

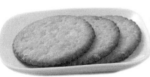

　　油脂中含有「必需脂肪酸」，與荷爾蒙分泌、細胞膜功能有關，若飲食長期缺乏油脂或攝取量不足，反而會影響生理狀態及代謝作用。低油飲食雖是健康的觀念，但不可一味地減少油脂的攝取，長期無油飲食易造成熱量不足，導致醣類和蛋白質的攝食比例增加，反而加重胰臟和腎臟的負擔。

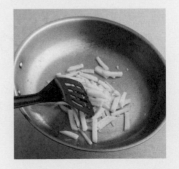

脂肪酸的理想攝取比率

脂肪酸可分成飽和脂肪酸、單元不飽和脂肪酸、多元不飽和脂肪酸、反式脂肪。

其中，**飽和脂肪**會增加膽固醇和低密度膽固醇；**多元不飽和脂肪**會降低低密度膽固醇和高密度膽固醇；**單元不飽和脂肪**則會降低低密度膽固醇和增加高密度膽固醇；**反式脂肪**會使低密度膽固醇上升、高密度膽固醇下降。

美國心臟學會建議的比例為飽和脂肪：單元不飽和脂肪：多元不飽和脂肪為 0.8：1.5：1.0。

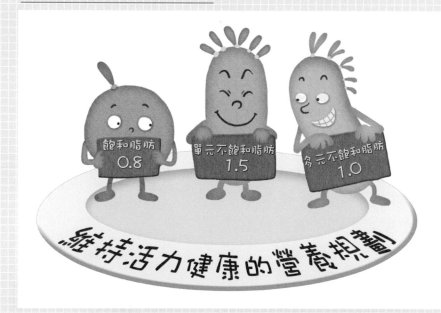

▲美國心臟學會建議單元不飽和脂肪酸的攝取量要比其他兩種脂肪酸多一點。

❖ 紅酒

由於製程中保留了葡萄皮的精華營養素，研究顯示適量飲用紅酒可增加血管彈性、抗氧化能力，能預防大腸癌、食道癌及皮膚癌。

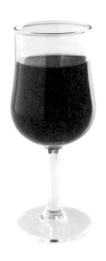

❖ 綠茶

相較紅酒，國人一般接受度較佳的是茶，而綠茶屬於未發酵茶，含有豐富的兒茶素，防癌功效已經逐漸被證實。

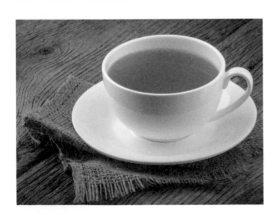

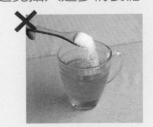

▲ 喝茶盡量不要加糖。

PART 2　吃出活力健康的營養規劃

認識綠茶、紅茶與烏龍茶

- **茶的製程**:「採摘」茶菁後,經過日曬或室內吹熱風,「萎凋」除去茶葉中大部分的水分,再以人工或機器施加外力於茶菁,「揉捻」葉片摩擦產生細胞破損,進入發酵室進行「發酵」,使茶菁中的兒茶素經酵素氧化,轉化為胺基酸、醣苷類及其他提供香氣的多酚物質,接著進行「殺菁」,以高溫破壞酵素活性,終止發酵作用,最後「烘焙」除去剩餘水分,即成市售可見的茶葉。

- **紅茶、烏龍茶與綠茶的差別**:主要就在於「發酵程度」的差異,因而產生不同的茶湯顏色與風味。**紅茶**屬於重發酵或全發酵的茶,茶葉中大部分的兒茶素會轉化為茶黃素、茶紅素及有香氣的多酚物質,因此茶湯顏色深紅,風味較為濃郁醇厚。**烏龍茶**(青茶)則是以半發酵或部分發酵所製成,發酵進行一段時間後,即殺菁、烘焙以終止發酵,是所有茶類中製程最複雜,依其茶葉樹種、生長環境、發酵程度與製作工藝的不同,展現出滋味和香氣最多元豐富的茶。而不進行發酵的茶,就是**綠茶**,採摘後直接殺菁,保留其清新鮮甜的滋味;因為綠茶未經過發酵,是茶葉中兒茶素成分保留最高的茶葉,其營養價值也是最高的。

- **兒茶素的功效**:兒茶素具有優異的抗氧化能力,被證實具有預防心血管疾病、糖尿病(改善胰島素敏感度)、抗癌、預防失智症,且能延長壽命,降低死亡,以及減少腹部脂肪累積。

- **喝茶的禁忌**:茶中同時含有大量咖啡因及水分,若是學齡前兒童、懷孕婦女、胃食道逆流及咖啡因敏感、肝腎功能異常、需限制水分者,應留意飲用量。

❖ 辛香料

想要讓平淡無奇的天然食材變化出多種風味，就得靠「辛香料」使出魔法了！

中華料理常使用的薑、蔥、大蒜、辣椒、九層塔、香菜等，皆具有保健功效；而西式料理常見的迷迭香、薰衣草、肉桂、月桂葉、番紅花等，則可讓料理增添香氣。

近年來，最熱門而接受度也最高的，就屬薑黃素，也就是平時常見的「咖哩」了！薑黃素源自印度，具有抗氧化、抗發炎、抗病毒、抗細菌和抗黴菌等性質，而有對抗癌症、糖尿病、關節炎、阿茲海默症以及其他慢性病的潛力。

✦ 健康小提醒

市售的咖哩塊通常含有澱粉、油脂、色素、調味料等成分，熱量可不低，建議料理時宜使用咖哩粉，可避免過多額外添加物。

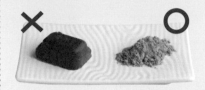

▲ 咖哩塊添加物較多，連帶熱量也較高。

選用營養補充品請先諮詢評估

部分咀嚼或吞嚥困難者，可能同時併有慢性疾病，導致飲食受限制，或是因外科手術造成腸胃結構或功能改變，造成消化吸收能力變差或食量縮減，因此無法從天然食物中，獲得完整的營養素。

體力及抵抗力變差、體重下降，是初期營養不良的症狀，此時選擇濃縮的商業營養品或營養保健食品，以補充不足的營養素，是必要的調整措施。然而市售此類商品種類繁多，功能、效果不一，適用於親友的營養品不見得同樣適用於自己，甚至可能使病情加重，應向醫師或專業營養師評估、諮詢，依個人飲食狀況及體質，找出最合適的營養補充品。

PART 2　吃出活力健康的營養規劃

其他增進健康的因子

聰明地選擇食物，可解決營養問題的生理因素，但若想要延長壽命、身心健康，還需要加入其他可以促進健康的因子。

❖ 保持適當的體能活動

能坐就不躺、能站就不坐、能走就儘量走，反正身體要活動就對了！

美國研究顯示，不論任何因素，躺在床上不動約 2 週後，年輕人的肌力和肌肉量會降低約 1/3，老年人則下降低 1/4。

肌力不足，對於所有人的整體健康狀況及生活品質具有衝擊性的影響。運動可以提高腦內神經傳導物質的數量，刺激腦細胞增生，避免腦功能衰退，**預防失智症**；製造新生血管以輸送生長因子，增加身體抗壓性；還可以維持腦內荷爾蒙的平衡，幫助穩定情緒，**預防憂鬱症**。

有氧運動能提高心肺功能，而負重、肌力訓練，則能**延緩與改善骨質疏鬆**。因此，平時已有運動習慣者應繼續維持，若沒有者則應儘量增加身體活動量。已有研究顯示，即使是「購物」或「煮飯」，看似是日常的身體勞動，與

▲ 適當的體能活動可以維持肌肉量並促進食慾。

老人的存活率也有正相關，可延長壽命，減少疾病的發生。

對於咀嚼及吞嚥困難者而言，**運動可確實將攝入食物中的營養素，發揮較高效能並盡可能保存於身體中**，畢竟要維持身體肌肉量，光是增加蛋白質攝取是不夠的，還要透過運動，才能促使肌肉生成、增加肌力。而適量運動也可促進食慾，增強免疫功能，減少感染發生。

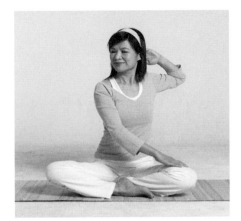

▲ 常做瑜珈等有氧運動可以避免骨質疏鬆。（取材自《逆轉婦癌的自然療癒處方》，原水文化出版）

❖ 維持良好的社交

不論是參加養生保健團體活動、宗教活動、團體休閒娛樂活動或是與朋友聚會聊天，各種社交活動皆有助於刺激退化中的身體機能，具有復健的功能。

倫敦大學的研究報告發現：社交孤立的「獨行俠」相較於「萬人迷」和「交際花」的死亡風險高出 1/4 以上。

豐富的社交生活可降低失智的罹患率，減少焦慮和憂鬱，提升健康狀態及生活品質。目前，衛生福利部亦大力推廣設置「社區照顧關懷據點」，邀請當地居民擔任志工，提供社區老人關懷訪視、老人共餐、獨居老人送餐或辦理相關健康促進活動，據點

PART 2 吃出活力健康的營養規劃

訪視、老人共餐、獨居老人送餐或辦理相關健康促進活動,據點可就近向鄰、里長詢問,或上網站查詢（http://e-care.sfaa.gov.tw/MOI_HMP/HMPe001/main.action）。

　　部分咀嚼及吞嚥困難者,裝有餵食管或受過顏面手術,導致外觀與一般民眾不同,產生自卑感,而儘量減少外出機會,同時社交生活也受影響,造成情緒低落、身體機能退化等情形。家屬或親友可鼓勵其先從參加家族聚會、宗教活動或是病友會開始,放開心胸,踏出家門,享受自然陽光日照,也可刺激血清素分泌,改善失眠、提振精神,日照還能活化維生素 D,促進鈣質吸收。

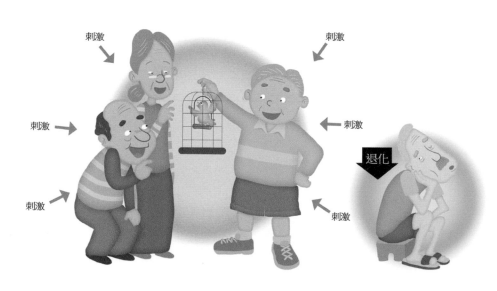

▲ 社交活動有助於刺激退化中的身體機能,具有復健功能。

❖ 愉快的心情

當心理出現不愉快、生氣的感受時，身體免疫系統也會跟著啟動發炎反應。

發炎反應本為人體對抗外來物質，預防遭受感染的機制，而許多研究發現，情緒與免疫能力密切相關，過度的發炎反應可能會導致心臟病、風濕性關節炎、氣喘、癌症、憂鬱症等，甚至加重原有的身體疾病。

要保持愉快的心情，可以嘗試多說正面的言語、欣賞美麗的事物、練習放鬆身體的技巧、珍惜並感謝每一天所體驗的人事物。

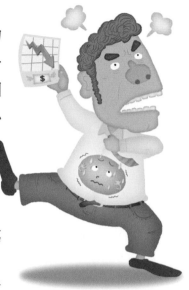

▲ 不愉快、生氣時，身體免疫系統會跟著啟動發炎反應。

PART 03

好入口 & 好吸收的
軟食力飲食

再怎麼健康均衡的食物，若是咬不動、吞不下，身體依舊得不到足夠營養素。要讓食物好入口、好吸收，在烹調前應挑選適當的食材，配合食材特性調整刀工，以斜切或逆紋，切斷食物纖維；烹調時，運用一些小撇步，讓食物變得柔軟、濕潤、易入口，並善用烹調器具，使食物軟嫩且鎖住原味；烹調中或烹調後添加香草或天然辛香料，增強食物香氣，促進食慾。讓咀嚼及吞嚥困難者想吃且能吃，才能吃出營養與健康，打破營養不良的惡性循環。

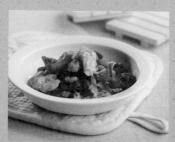 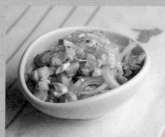 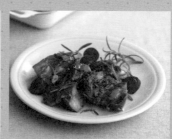

克服咀嚼吞嚥困難這樣吃

對於咀嚼或吞嚥困難者而言，供給其足夠的營養是很大的挑戰，需配合其進食或吞嚥能力調整食物的軟硬、濃稠度、大小，同時儘量保有食物原味及顏色。每日食物內容應均衡、種類多變化為原則；運用烹調方式，將食材調整為濕潤、軟嫩的程度；添加辛香料提升風味，刺激食慾及唾液分泌以增進吞嚥功能；若每次進食量有限，可增加餐次，以少量多餐方式進食。

食物型態	食材	烹調方式
纖維質較粗、豐富	如牛蒡、芹菜、竹筍、豌豆莢等	逆紋切末或薄片，用電鍋或壓力鍋燉煮至軟。 ▲ 豌豆莢纖維豐富，斜切小片後再煮較易軟化。
口感較彈性	如花枝、章魚、蛤蠣等	用攪拌棒將食物打成泥，混入雞蛋、澱粉、增稠劑等，再製成軟嫩的型態。 食物打成泥 → 加入雞蛋、太白粉 → 煎成海鮮煎餅 ▲ 花枝、蛤蠣太Q彈，做成煎餅反而容易入口（詳見 P.219）。

質地較鬆散	如絞肉、玉米、青豆仁等	絞肉混合蔬菜或豆腐做成肉丸子或勾薄芡，使其潤滑。玉米、青豆仁等則可以燉軟或用攪拌棒打成泥。 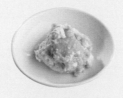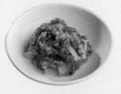 ▲豆腐、洋蔥都會出水，可以讓絞肉變得更順滑好入口。
乾硬	如煎餅、酥餅、糕點、麵包、饅頭等	撕小塊，混合豆漿或牛奶泡軟後用湯匙取食。 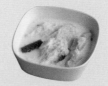 ▲烤吐司太乾硬，建議撕小塊沾牛奶或泡入牛奶後再食用。
流動的液體	如湯汁、水、果汁、牛奶、豆漿等	若易嗆，可添加澱粉或增稠劑，調整濃稠度。 ▲豆漿加入嬰兒米粉增稠，避免液體太稀，容易嗆到。
黏性高	如麻糬、年糕等	黏性強，易噎到，屬米製品，可改食用其他米食。

❖ 吃出軟食力的食材選擇

在咀嚼的過程中，除了磨碎、將唾液與食物混和外，最重要是將口中的食物形成食糰，以利後續吞嚥，若食糰不夠濕潤、有顆粒大小、質地不均的話，皆容易導致嗆咳或吞嚥困難。

選擇易形成濕潤食糰的食物

雞蛋中的**蛋白，可以讓肉類食物變得滑潤**；也可**加少許水拌入油脂含量少的瘦肉或雞胸肉中**；而**蛋黃則是結合水性及油性食物的最佳乳化劑**，適合做蛋黃醬或沙拉醬。

其他**容易形成濕潤食糰的食物，還有豆腐、去除刺的魚肉，及富含澱粉的蔬菜（starchy vegetables）蒸煮後磨成泥**，如：地瓜、南瓜、馬鈴薯、芋頭、山藥等，皆是利於食糰形成的食材。

示範食譜

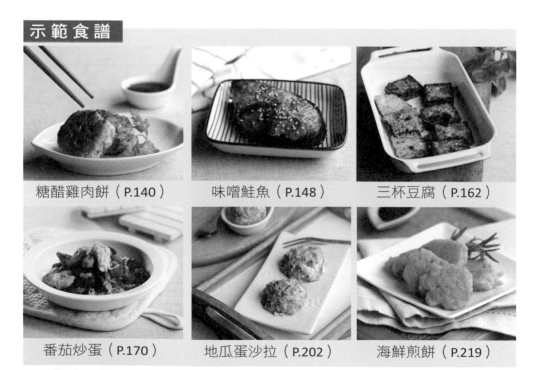

糖醋雞肉餅（P.140）　味噌鮭魚（P.148）　三杯豆腐（P.162）

番茄炒蛋（P.170）　地瓜蛋沙拉（P.202）　海鮮煎餅（P.219）

使食物質地較滑溜的法寶

澱粉	如太白粉、麵粉、玉米粉、嬰兒米粉等。將液體食物添加澱粉，可製成濃湯或羹湯，使食糰較濕潤且易吞嚥，同時可增加熱量；若是營養狀況較差者，可選用市售的嬰兒米粉，增加營養素的攝取。 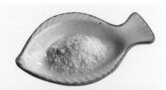 ▲ 嬰兒米粉除可幫助增稠，還能增加營養素攝取。

太稀的湯汁容易造成嗆傷，所以必要調整湯汁的稠度，而添加食品增稠劑也可以讓液體食物變稠，尤其增稠劑帶有一些親水性基團（如羥基、羧基、氨基等），能和食物的水分子結合，體積脹大後形成膠狀物質。

食物增稠劑	在藥局可買到商業配方的增稠劑（商品名：快凝寶、多樂蜜、易凝素、調稠素等），適用食物較廣泛，不須加熱，即能增稠，且熱量較澱粉類（如太白粉等）偏低，適合糖尿病患者或需體重控制者，可依用量及放置時間調整食物的凝凍狀態。 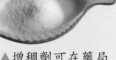 ▲ 增稠劑可在藥局購買到。

膠質	如洋菜、吉利丁、動物皮等。添加或利用食材本身的膠質，將食物製成膠凍狀，利於吞嚥。素食者可選用植物性的膠質，如：洋菜、吉利丁（海藻製成）、蒟蒻果凍粉、愛玉等，可在雜貨店或烘焙材料行購買，較常應用於甜點的製作；葷食者除上列食材外，還可選用動物性的膠質，如：豬皮、豬蹄、吉利丁等。 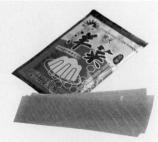 ▲ 洋菜、吉利丁是植物性的膠質。

豬皮可向肉販購買，或是買豬肉後，自行剔除，暫置於冷凍庫保存，要使用時再取出解凍；滷**豬蹄**後的滷汁富含膠質，可再添加肉類，製成肉凍，但上述兩者食用應適量，避免增加心血管的負擔。**吉利丁**俗稱「明膠」，提煉自動物的皮或骨，在烘焙材料行可買到片狀與粉狀兩種，但兩者成分完全相同，其熱量及膽固醇近乎為零，適用者廣泛。

示範食譜

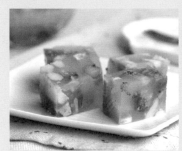

五彩蟹肉凍（P.176）

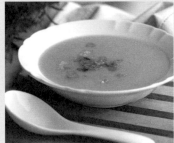

南瓜濃湯（P.224）

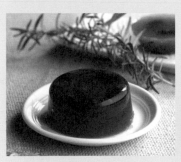

桂圓紅棗凍（P.234）

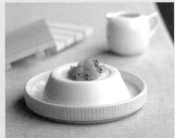

原味鮮奶酪（P.238）

吃出軟食力　好入口＆好吸收　活力健康飲食**72**變

❖ 滿足營養需求的飲食法

善用烹調器具，鎖住食材健康美味

　　廚房裡只有一個炒鍋坐鎮嗎？不妨多準備幾種烹調器具，例如善用電鍋、壓力鍋、微波爐烹煮食物，不僅省時、省力，且食材蒸煮出來的原汁原味，會讓美味更加分。

電鍋適合蒸出食物的原味	電鍋可煮飯、煮稀飯、蒸魚、蒸雞、蒸肉、蒸蔬菜、燉湯等，是廚房的好幫手，最方便的是依外鍋的加水量而具有加熱定時的效果，不需有額外人力站在爐邊「顧火」，且蒸煮後未掀鍋蓋的餘熱，可以讓食物「燜」得更軟，並且散發出食物的原味。
壓力鍋可燉煮肉類，使其容易入口	壓力鍋的原理是利用水的沸點在大於一個大氣壓力下時，能將食物烹煮的溫度加熱至100℃以上，因此可大幅縮短食物烹煮的時間，適合肉類、豆類等需要久煮的食材。 市售壓力鍋有多種功能及款式，挑選時須考慮鍋具使用時的安全性、零件容易拆卸清洗、主要使用者是否方便操作等因素，選擇最適合的壓力鍋。

<table>
<tr><td>微波爐可縮短
食物加熱時間</td><td>部分人士對微波爐有些偏見，雖然喜歡其使用方便但又怕受微波傷害，其實微波爐的加熱原理是利用輻射使食物中的水分子劇烈運動後而產生熱能，藉此熱能來加熱食物，並不會讓食物本身產生輻射而形成致癌物質。

只要遵照正確的使用方法，使用合格的微波爐，並於使用時關緊爐門，不要讓微波洩漏，接觸到的微波輻射量，是遠低於會使人體受傷的強度。</td></tr>
</table>

　　任何烹煮食物的方式皆會造成食物營養素或多或少的流失，尤其像是維生素 C、omega-3 脂肪酸等營養素，皆對高溫敏感易被破壞，無論是水煮加熱或微波加熱，皆會造成部分營養素流失，但微波爐的加熱時間短，且使用水分較少，反而可能比水煮方式保留更多食物中水溶性的養分。

示範食譜

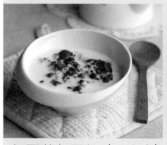
紅豆薏仁豆奶（微波爐）
（P.94）

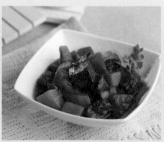
番茄牛肉（壓力鍋）
（P.128）

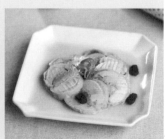
紹興醉雞（電鍋）
（P.146）

吃出軟食力｜好入口＆好吸收　活力健康飲食**72**變

使用微波爐注意事項

● 注意不可有金屬器具（如鐵湯匙、鋁箔紙等）。

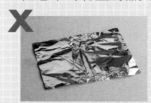 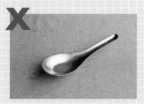

● 帶殼食物（如海鮮貝類、蛋等）應去殼後再微波。

● 水煮蛋或茶葉蛋復熱時，除了去殼外，也應
對半切開露出蛋白及蛋黃，避免蛋黃受熱後
爆出。

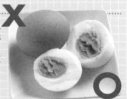

● 微波液態食物（豆漿、牛奶、湯等）時，可在
碗中放根竹筷分散熱能，避免食物突沸，造成
燙傷。

● 加熱時間需要較久時應分次加熱，每次約 30 秒
或 1 分鐘，且每次加熱後應將食物攪拌均勻並確認溫度，若溫度不
夠熱，再進行下一次加熱動作。

  只要留意上述小細節，並遵循微波爐使用手冊的指示，就能安
心使用。

色彩繽紛 + 香料入菜 = 食慾大增

　　色彩繽紛的天然蔬果富含多種植化素、多酚類及抗氧化物質，選用多種顏色食材，增加食物的「美色」；運用天然香料，添增食物的「香氣」，令人看了都會忍不住想咬一口。

示範食譜

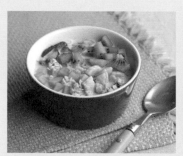
鮮果牛奶燕麥粥（P.90）

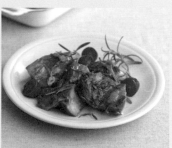
迷迭香烤雞（P.144）

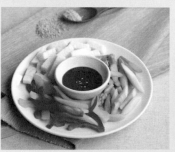
芝麻醬拌時蔬（P.194）

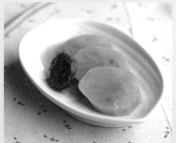
梅子蒸地瓜（P.232）

軟得剛剛好

太硬咬不動，太爛又失去口感，就是想追求自己與食物的完美邂逅，如何讓食物呈現「剛剛好」的軟硬度與口感是門大學問。

留意刀工

食物前處理時，將食材切成容易入口的大小，不僅利於下嚥，也可縮短烹煮時間。

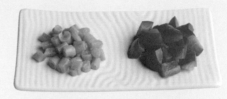

▲ 煮之前先將食材切成適口大小，會較容易煮軟，也比較利於咀嚼和吞嚥。

慎選食材

儘量選擇煮後吃起來較軟嫩的食材，如：腰內肉、火鍋肉片、少刺的魚肉、豆腐等；也可使用天然水果的蛋白質分解酵素（如鳳梨、奇異果、木瓜酵素等），添增少許在肉類中，除可增加風味之外，還能使肉品變軟嫩，但要注意用量及醃製時間，找出自己喜愛的比例，以免蛋白質過分分解，造成肉品太軟爛而散開。

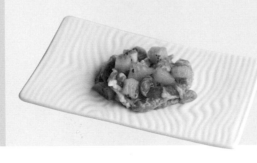

◀鳳梨、奇異果等富含天然的蛋白質分解酵素，可以軟化肉質。

將食材適當處理後→分裝適當份量（置於密封盒或食物密封袋）→急速冷卻（用冰水冰鎮或用風扇吹涼）→平鋪置於金屬盤上，放入冷凍庫（破壞食材細胞結構─水分子冷凍後成為冰晶脹破細胞壁）→復熱（微波爐加熱或直接烹調）

急速
冷卻

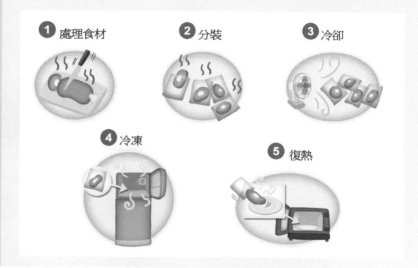

① 處理食材　　② 分裝　　③ 冷卻

④ 冷凍

⑤ 復熱

示範食譜

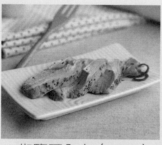

椒鹽腰內肉（P.134）

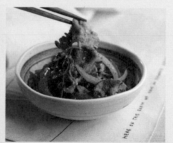

日式洋蔥燒肉（P.136）

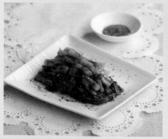

柴魚芥藍菜（P.190）

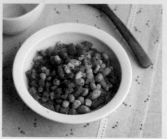

涼拌花生（P.198）

減得剛剛好

身體想要多一點健康，就要使用少一點油、鹽、糖的烹調法！

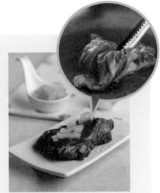

少油	部分食材本身含有油脂，利用不沾鍋乾煎或烤箱高溫烘烤，逼出油脂，就能享受如油炸後的酥脆口感；或是將食材均勻裹粉後，放入烤箱前，在食物表面上用噴壺噴點植物油，也能製造出酥皮的口感。 蔬菜、豆腐等可取代肥肉，混入全瘦的絞肉製品中，不僅降低油脂量，又可緩解全瘦肉的乾澀口感。

▲用不沾鍋將雞皮煎過再烤，可以減少更多油脂。（P.142）

少鹽	用蔬菜、水果自製風味沾醬或是利用天然香料提味，如：蔥、薑、蒜、檸檬、九層塔等，並減少含鹽調味品的使用量。 調整進食的順序，對於味覺較遲鈍者，也是一個不錯的辦法，先吃一點重口味或酸味的開胃菜，再吃些味道較清淡的菜色，最後再以 1 茶匙的醃製小菜做結束，既能滿足心理及口慾，該吃的健康餐點也較能入口。

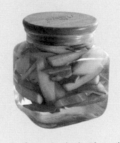

▲重口味的泡菜可幫助增加食慾，建議可切細碎食用。

少糖	水果本身富含果糖，用新鮮水果入菜，散發天然果香甜味，或是選用洋蔥、玉米、高麗菜、白蘿蔔、枸杞等，燉煮後釋出食材鮮甜，就不需再額外加糖或味精了。

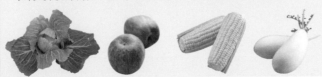

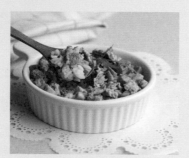

芋頭燉飯
（P.108）

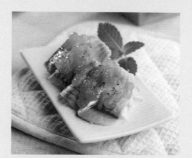

芒果魚排
（P.152）

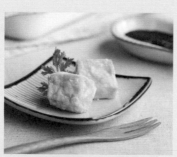

烤脆皮豆腐
（P.160）

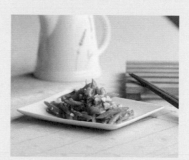

金沙四季豆
（P.186）

吃出軟食力｜好入口&好吸收 活力健康飲食**72**變

吃「鹽」要適量，太多太少都不好

　　「營養師，我有高血壓，所以都吃得很清淡，怎麼住院抽血報告說我鹽不夠（血鈉太低），醫生叫我要喝鹽水？」這樣的病人在醫院裡常常遇到，尤其是長期使用鼻胃管灌食或流質飲食者、年長者及長期食慾不佳者，特別容易出現低血鈉的狀況。

　　依據〈2015 年臺灣高血壓治療指引〉建議：**每人鈉的攝取量為 2 ～ 4 公克 / 天**，扣除天然食材中約可攝取到0.5 ～ 1 公克的鈉，剩下的1 ～ 3.5 公克的鈉可用在調味料上，相當於 2.5 ～ 8.75 公克的食鹽。

　　富含鈉的調味料除了食鹽外，尚有味精（素）、雞粉、醬油、烏醋、番茄醬、沙茶醬、辣椒醬、味噌等，可在包裝食品上的營養標示，看到鈉含量。

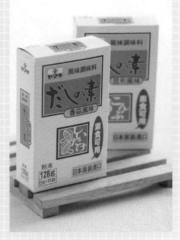

▲ 許多調味料中都含鈉成分，使用時宜注意攝取。

　　鹽分攝取過多會增加高血壓、水腫的風險；而鹽分不足，輕者會全身無力、食慾不佳，重者會噁心、嘔吐，甚至是抽搐或昏迷。中華民國心臟學會與臺灣高血壓學會建議以低鹽飲食來取代無鹽的飲食方式，**過於嚴苛的限鈉（＜ 2 公克 / 天）反而對身體是有害的。**

❖外食也能吃出營養美味

在家烹煮食物固然很好，可兼顧衛生、美味及個人的需求，但人總是會偶爾想偷懶一下，或出門在外，不方便帶便當，免不了要「外食」。俗語說：「在家靠父母，出外靠朋友」，「外食」也需要「朋友」來幫忙。

外食好朋友 ①——請店家協助

若是住家附近或常光顧的小吃或餐廳，在購買時，可與老闆或服務人員多攀談幾句，讓對方了解自己的狀況或需求，將食材「煮久一點」或替換店中「較軟食材」，若店家能提供此服務，購買頻率增加，店家營業額及提供服務意願也會增加，這是「雙贏」的結果。

外食好朋友 ②——上網找合適店家

現在幾乎是「家家有電腦、人人有手機」的世代，網路搜尋方便，若是長途旅行或遇到節慶想出門打打牙祭時，可預先做好功課。自行或請家人搜尋餐廳，可先了解餐廳所供應菜色，參考網友們撰寫的食記，找出最合適的餐廳。

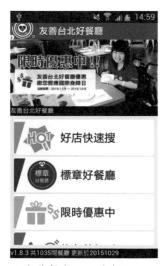

▲ 友善餐廳 app 的介面。

內政部更在臺灣各縣市推動「友善餐廳」的認證及評選，居住在台北的讀者，可在智慧型手機下載「友善台北好餐

吃出軟食力｜好入口&好吸收 活力健康飲食**72**變

廳 app」，若是非台北地區，可下載居住當地的「友善 XX 餐廳 app」或內政部的「友善建築 app」，再從程式中的頁籤找尋餐廳即可。雖然這些餐廳主要是提供行動不便者較佳的用餐環境，但相對而言，這樣的餐廳業主提供「客製化餐點」的意願也較高。

外食好朋友 ③——善用工具

食物剪刀可協助將較大的食物剪得細碎些。**一口大小的湯匙、吸管**，則利於食用時控制食物入口的份量。這些工具皆可在出門前事先準備好，購買時，宜挑選重量輕、清洗容易、大小適中的材質，放在隨身攜帶的包包裡，方便又環保。

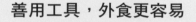

善用工具，外食更容易

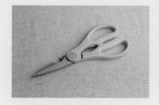 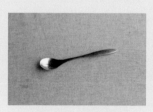 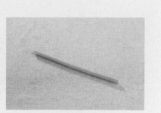

食物剪刀	一口大小的湯匙	吸管
（剪碎食物）	（控制入口份量）	（控制入口份量）

PART 04

活力健康飲食 72 變

「**營養早餐**」可喝到高鈣的奶類,「**美味主食**」提供不同變化的全穀根莖類,「**開胃主菜**」為蛋白質主要來源的豆魚肉蛋類,「**精選副菜**」則有豐富膳食纖維的蔬菜類,「**養生湯品**」可補充蛋白質攝取量之不足,「**精緻甜點**」快速補充能量,記得每天還要吃適量水果喔!

讓營養早餐開啟充滿活力的一天。再依據食量及方便烹調的時間,選擇合適的午晚餐組合,不管是簡便的主食搭配蔬菜或湯品,亦或是包含主餐、副菜、湯品、甜點的豐盛全餐,皆可提供整日的精神與氣力。下午或餐後來個點心,補足熱量好貼心!

看似平凡的家常菜,但只要用對方法、加入愛心,也能變幻成好入口、好吸收的活力健康飲食。

早餐
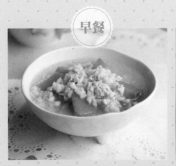

午晚餐
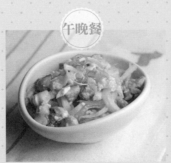

點心
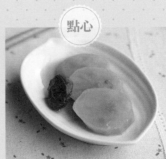

食譜使用規則

食譜食材以 1 人份為單位，但有些菜色須一次製備較大量的有特別標示為 10 人份。

秤量器具

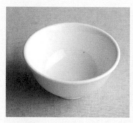 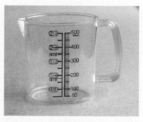

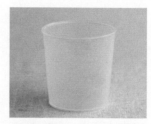

- **碗**：裝飯用的瓷碗，約 240mL，也可用量杯（cup）計量。

- **米杯**：盛米的量杯，約 180mL。

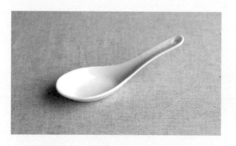 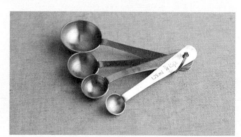

- **大匙**：喝湯用的瓷湯匙（左），約 15mL，也可用量匙（table spoon）（右）。

- **少許**：拇指和食指捏起來的量，少於 1mL，視個人喜好或身體狀況調整，可加可不加。

食譜使用建議

本書食譜包含「營養早餐」、「美味主食」、「開胃主菜」、「精選副菜」、「養生湯品」、「精緻甜點」六大部分，可依個人需求組合搭配，達到均衡營養的目的。

營養均衡的餐點組合建議

	早餐		午晚餐			點心	
	組合1	組合2	組合1	組合2	組合3	組合1	組合2
營養早餐	1道						
美味主食		1道	1道				
開胃主菜				1道			
精選副菜			1～2道	1～3道	1～3道		
養生湯品			0～1道		1道	1道	
精緻甜點			0～1道	0～1道	0～1道		1道
其他	可再加蔬菜或水果	可再加蔬菜或水果	可再加蔬菜或水果	主食可選飯或麵食,再加水果	主食可選飯或麵食,再加水果	可再加蔬菜或水果	可再加蔬菜或水果

適當儲存與復熱，隔夜菜依舊美味！

　　「隔夜菜能吃嗎？會不會致癌呢？」隨著食安問題日趨重視，許多人重回廚房親自料理，但現今社會以小家庭居多，家裡人口太少，不易餐餐皆現煮，但又擔心煮過復熱的食物，反而對身體有害，令人怎麼吃都不安心。

　　雖然曾有研究及新聞報導，煮好的菜放置 24 小時以上，即會產生大量的亞硝酸鹽，或是長期吃隔夜菜，導致癌症發生的案例，但最終皆以實驗不夠嚴謹或是單純個案作結，可能尚有食物發霉或細菌滋生的因素干擾，無法將隔夜菜與致癌畫上等號。

　　現煮現吃是最理想的狀態，但若實行上有困難者，只要特別留意以下原則，也可安心享受美食。烹煮過的食物冷藏期間最好不要超過 3 天，而置於冷凍庫則不要超過 1 個月。

1 烹調時，避免食物受污染
生、熟食的刀具及砧板應分開，食物前處理程序為罐頭、乾貨→蔬菜、水果→生鮮蛋品→肉類→海鮮。

2 烹調後，分裝少量，快速降溫
可用金屬容器盛裝，較易散熱降溫，或用耐熱袋密封後泡冰開水冰鎮、食物加蓋後用風扇吹涼，並在 1 ～ 2 小時內放入冰箱。

3 注意儲存溫度
冷藏溫度最好低於 5℃、冷凍低於 –18℃。

4 復熱時，加熱應完全
再次煮沸或食品中心溫度需達 74℃ 以上。

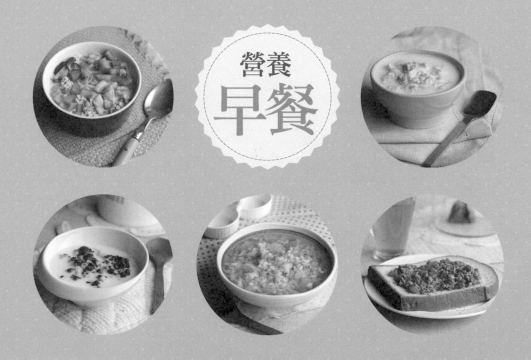

營養
早餐

「一日之計在於晨」，早餐是開啟美好一天的第一餐，當然要吃得豐盛些！只吃澱粉為主的饅頭、麵包搭配含糖茶類或三合一咖啡飲料是不足的，飯後血糖升高後反而會讓腦袋昏昏沉沉的，撐不到午餐時間就餓了。營養早餐的設計是除了全穀根莖類外，還有富含蛋白質的奶類或豆魚肉蛋類，再添加一些蔬菜或水果增添纖維質，製備簡易但豐富營養的早餐，可使人精力充沛，提高學習及工作效率。

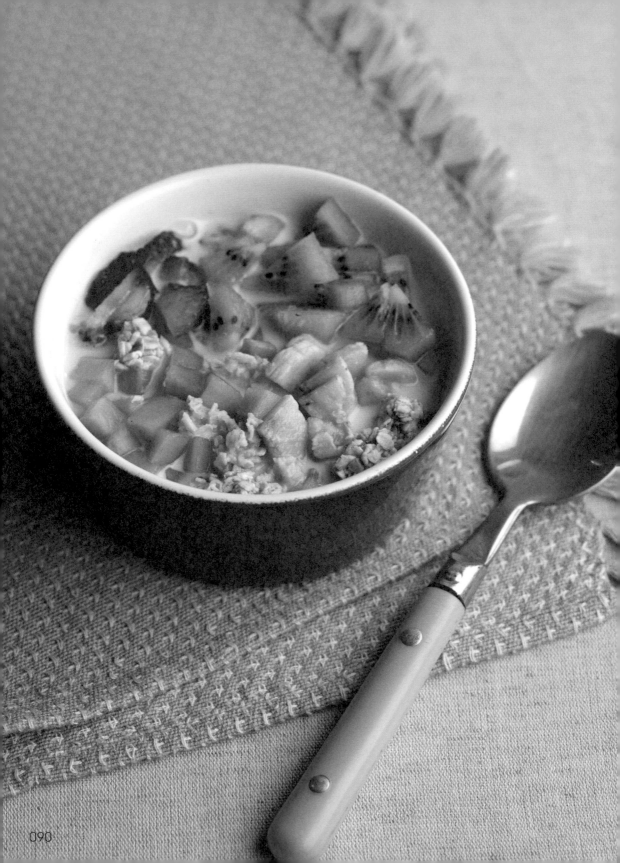

鮮果牛奶燕麥粥

器具｜瓦斯爐

【材料】

低脂牛奶 ———————— 1 碗
即食燕麥片 ————————— 4 大匙
當季新鮮水果 —————— 1/2 碗
（如西瓜、木瓜、草莓、香蕉、
奇異果等）

【作法】

1 水果洗淨，去皮、籽或蒂頭，
　將可食部位切成細丁備用。

2 牛奶隔水加熱，加入燕麥片，
　拌勻。

3 加入作法 1 拌勻，即可食用。

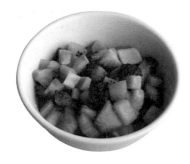

▲水果要切成細丁才容易吞嚥。

健康小提醒

● 早餐來點富含鈣及蛋白質的
牛奶，再外出曬個太陽，補
充維生素 D，才能促進骨骼
健康，展開充滿活力的一
天。

烹飪小技巧

● 若水果一次買太多吃不完，
或同時間成熟（如香蕉），
不妨將水果先行處理（洗淨
並去皮、籽、蒂頭後切丁）
後，用密封袋分裝，放置於
冷凍，待要食用時，再取出
放室溫下，稍微解凍約 5 ～
10 分鐘，就可打水果牛奶或
鮮果汁喔！

● 燕麥片若溫度不夠熱，軟化
不足，口中會有異物感。可
先用滾水將麥片泡軟，再加
入牛奶及水果。

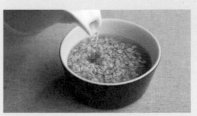

▲用滾水將麥片泡軟再加入
其他材料。

PART 4 　活力健康飲食72變

牛奶煮蛋花麥片

器具｜瓦斯爐

【材料】

低脂牛奶 ⋯⋯⋯⋯⋯⋯⋯⋯ 1 碗
蛋 ⋯⋯⋯⋯⋯⋯⋯⋯⋯⋯⋯ 1 顆
即食燕麥片 ⋯⋯⋯⋯⋯⋯ 4 大匙

【作法】

1 蛋打散，置於碗中備用。

2 牛奶隔水加熱至略起泡，加入作法 1，快速攪拌後熄火，再加入麥片拌勻。

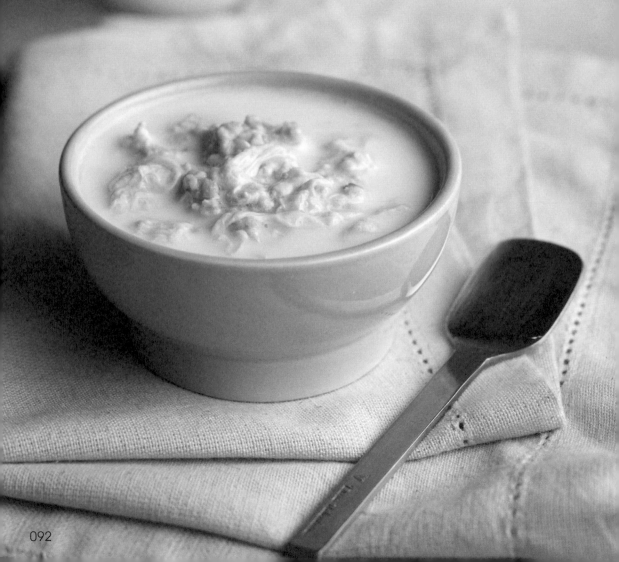

- 牛奶燕麥雖然是傳統又簡單的早餐，但富含蛋白質、鈣質與纖維質等，營養價值極高。

烹飪小技巧

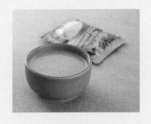

- 家中如果沒有鮮奶，也可以用奶粉代替鮮奶，先打入蛋花，再用熱水沖泡，並快速攪拌至蛋液凝結。

- 不敢喝牛奶的人，也可以改用豆漿試試，或是用市售的燕麥奶或沖泡式麥片也可以，但須注意含糖量。

▲ 沖泡式麥片或市售燕麥奶都是方便應用的材料。

奶蛋麥片變化版

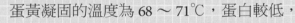

母雞排泄及下蛋是同樣位置，因此雞蛋很容易感染沙門桿菌，再加上近年來的禽流感影響，建議蛋要煮熟後吃較安全。

蛋黃凝固的溫度為 68 ～ 71℃，蛋白較低，為 62 ～ 64℃，因此牛奶至少要加熱至 71℃以上，才能讓蛋汁凝固。若擔心牛奶溫度不容易控制，改用奶粉沖泡也可以。

材料：100℃熱開水 160cc、室溫約 20 ～ 25℃的冷開水 80cc、奶粉 3 湯匙、蛋 1 顆

作法：1 蛋打散，置於碗中備用。
　　　2 杯中放入 160cc 滾水及 80cc 冷開水，加入 3 湯匙奶粉調勻後，加入作法 1，快速攪拌至蛋液凝結，再加入麥片拌勻。

PART 4

活力健康飲食 **72** 變

營養早餐 紅豆薏仁豆奶

器具 | 電鍋、瓦斯爐（或微波爐）

【材料】

低糖或無糖豆漿	1 碗
紅豆	1/4 米杯
薏仁	1/4 米杯

【作法】

1 紅豆、薏仁洗淨，泡水 4～6 小時，將水倒掉，放入電鍋中重新加 1 杯水煮熟、燉軟（感覺像是偏軟的紅豆薏仁飯）。

2 豆漿倒入鍋中，以小火加熱（微波爐功率不同，加熱時間亦不同，溫度依個人喜好即可，如家用型微波爐加熱時間約 1～2 分鐘），放入作法 1 拌勻，即可食用。

烹飪小技巧

- 家中若有可定時烹煮的電子鍋，可在前一晚先將材料準備好（紅豆、薏仁洗淨，鍋中加入水），並設定烹煮時間即可；若無此設備，因紅豆及薏仁烹煮較費時，可一次煮較多量，將每次食用量用密封袋分裝後置於冷凍，食用時，取出與豆漿一起加熱即可。

- 若成品太稀，可添加嬰兒米粉或增稠劑調整。

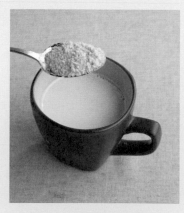

▲ 豆漿太稀容易嗆到，加點嬰兒米粉，風味不變，稠度增加。

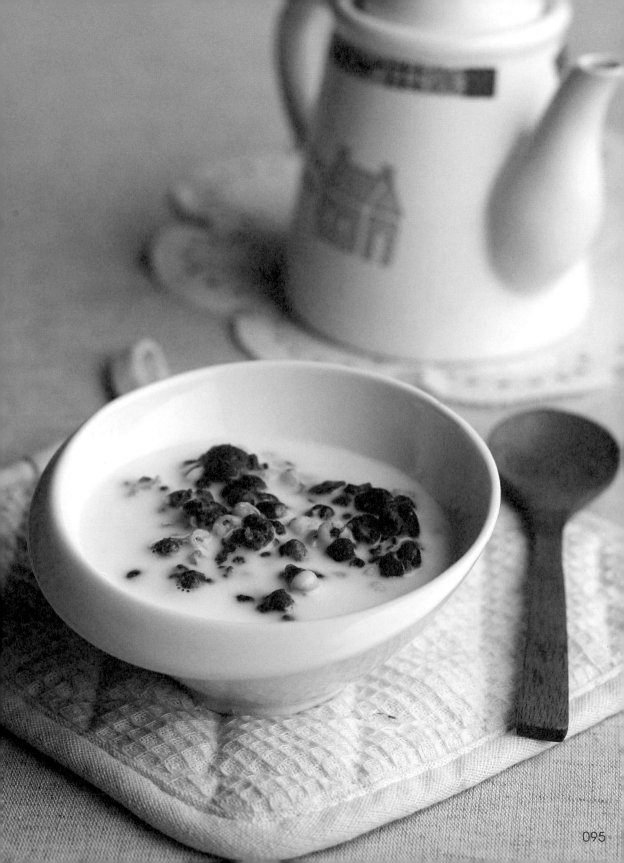

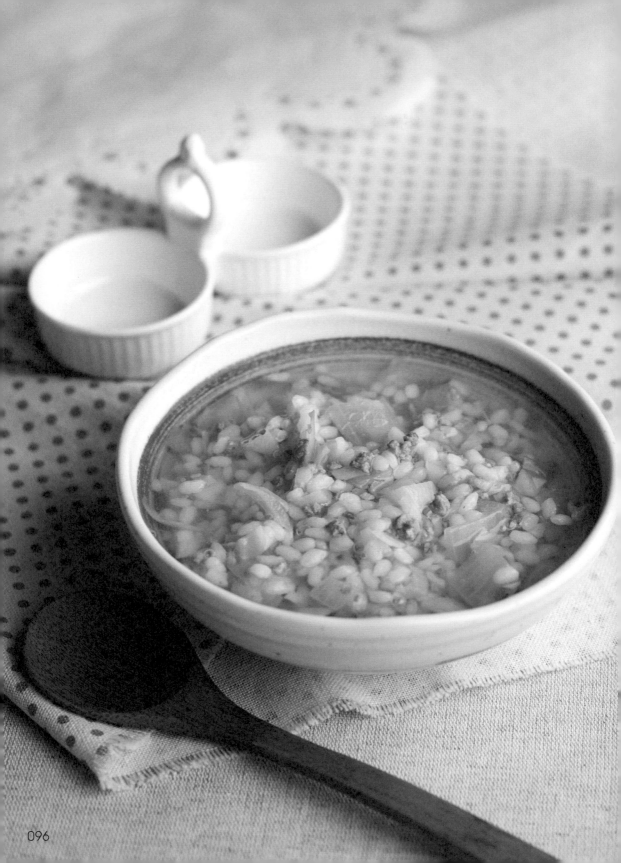

高麗菜瘦肉粥 器具｜瓦斯爐、電鍋（非必要）

【材料】

米	1/2 米杯
高麗菜	1/2 碗
洋蔥切碎	1 大匙
豬絞肉	2 大匙
植物油	1/3 大匙
水	2 米杯

【調味料】

米酒	1/2 大匙
鹽＆胡椒	少許

【作法】

1 起油鍋，放入碎洋蔥翻炒至透明變軟，續加入豬絞肉炒至變色，再拌入米酒、鹽調味，盛起備用。

2 將高麗菜洗淨後，依喜好切片或切絲。

3 將米洗淨放入電鍋中，加 2 杯水，浸泡約 15 分鐘，再加入作法 1 及作法 2，煮熟後加少許胡椒調味即可（也可直接將米、水及高麗菜加入作法 1 中，用小火煮成粥）。

健康小提醒

● 高麗菜的外層，梗較粗且易有農藥殘留，應捨棄不用，取內層並切斷纖維即可。

烹飪小技巧

● 洋蔥先炒過，可減少辛辣感，同時增加甜度，並有降低肉類腥味的作用。

撕出易軟高麗菜的技巧

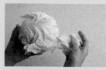
1 剝除外層老葉

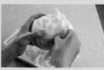
2 沿著粗莖的前緣凹折葉子

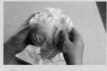
3 折下葉子繼續撕成小片

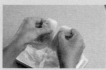
4 撥下粗莖從中間對折再撕成小塊

PART 4 活力健康飲食 **72** 變

南瓜雞蓉粥

器具｜瓦斯爐、電鍋（非必要）

【材料】

米	1/4 米杯
南瓜	1/2 碗
金針菇	1 小把（約 50 公克）
雞腿絞肉	2 大匙
植物油	1/3 大匙
水	2 米杯

【調味料】

米酒	1/2 大匙
鹽	少許

【作法】

1 將金針菇去除根部後洗淨，切成
　成細碎狀。

2 南瓜去皮及瓤，切成薄片。

3 起油鍋，放入作法1翻炒至略出
　水，續加入雞腿絞肉炒至變色，
　再拌入米酒、鹽調味，盛起備用。

4 將米洗淨放入電鍋中，表面平鋪作
　法2，加入2杯水，浸泡約15分鐘，
　再放入作法3，煮熟即可（外鍋約
　加 1/2 杯至 1 杯水）。也可直接將
　米、水及南瓜片加入作法3中，
　小火煮成粥。

健康小提醒

● 南瓜和米同屬全穀根莖類，
喜歡南瓜的，南瓜可以多放
一些，米少放一點；不愛南
瓜的，就南瓜少放一點，米
多放些囉！另外也可用地
瓜或馬鈴薯取代南瓜。金針
菇切碎和絞肉搭配，可增加
體積、補充纖維質，同時也
可降低瘦肉的乾澀口感，較
易入口。

選購小秘訣

● 雞絞肉可在超市購買，也
可請熟識的雞商幫忙將買
好的去骨腿肉絞碎。因雞
胸肉煮熟後較易乾澀，故
建議買腿肉口感較佳。

烹調小技巧

● 喜歡西式奶味者，也可將
一半水替換成鮮奶，而鮮
奶本身已略帶鹹味，故加
鹽量需再斟酌。

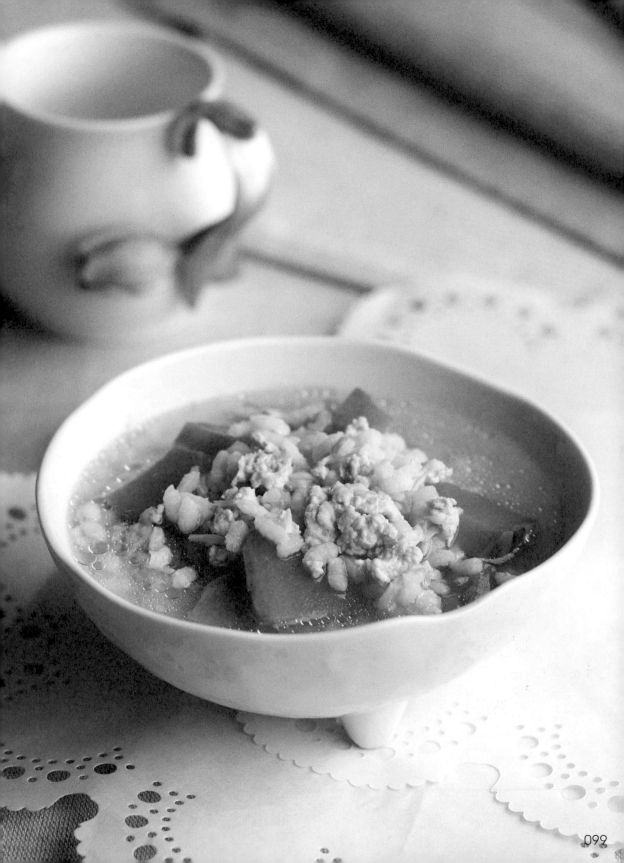

優格水果沙拉

器具｜電鍋

【材料】

原味優格 ———————————— 1/2 碗

馬鈴薯中型 ———————————— 1/2 個

（煮熟約 1/2 碗）

當季新鮮水果 ———————————— 1/4 碗

（可用西瓜、木瓜、草莓、香蕉、

奇異果等）

【作法】

1 水果洗淨後，去皮、籽或蒂頭，
　將可食部位切成細丁備用。

2 馬鈴薯去皮後，蒸熟，切塊或
　壓泥。

3 碗中放入作法 2，再撒上作法
　1，最後再淋上優格即可。

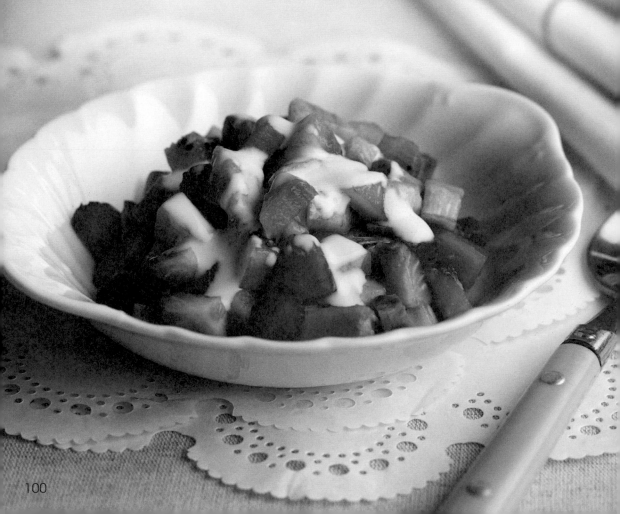

健康小提醒

● 優格若能自己做，既衛生又健康，但保存期限很短，要盡速吃完。

烹飪小技巧

● 若不想慢慢削皮，可以嘗試**馬鈴薯快速脫皮法**：① 把馬鈴薯中間用刀子劃一圈，②放入水中煮熟，③將煮熟的馬鈴薯從沸水裡撈出來，立刻放進冰水裡浸泡 10 秒，④馬鈴薯上下兩端一撥，就去好皮囉！

馬鈴薯快速脫皮法

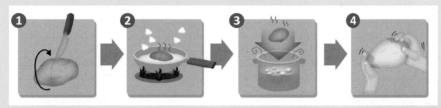

自己動手做優格

　　在玻璃保鮮盒裡加入 100％純鮮乳（可用奶粉沖泡，但不建議使用調味乳），再放入優格菌（可在雜貨店或食品烘焙材料行購買，也可選購市面上自己愛喝的優酪乳替代），攪拌混合均勻（可用小支的打蛋器或叉子），蓋上保鮮盒盒蓋，放入電鍋中「保溫」。

請注意：是保溫，不是蒸煮喔！若是一般電鍋，插上電源即可。因為溫度太高，優格菌會無法生存、作用。保溫 6 ～ 8 小時後，檢查優格是否已凝結，若還沒有，繼續保溫 1 ～ 2 小時就完成囉！

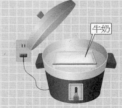

▲ 一般家用電鍋就能做出營養健康的優格。

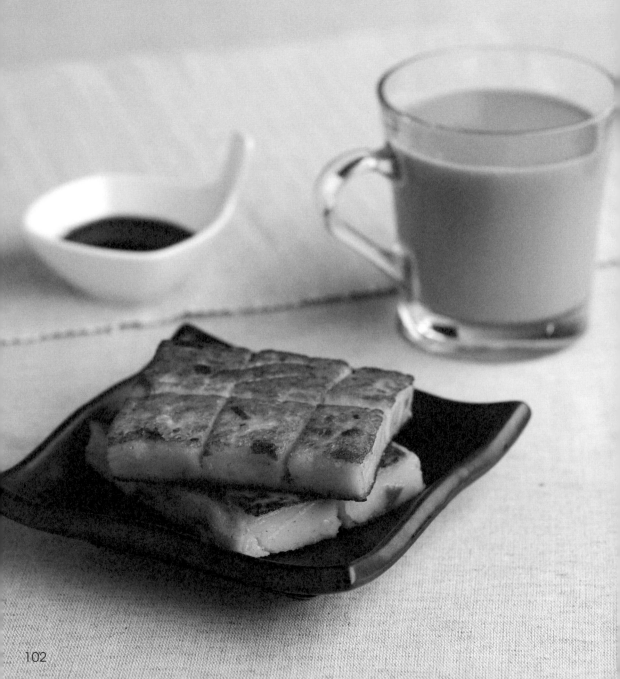

營養早餐 蘿蔔糕 & 黑豆漿

蘿蔔糕／器具｜電鍋
黑豆漿／器具｜電鍋（或壓力鍋）、果汁機

★ 蘿蔔糕

【材料】

白蘿蔔刨絲	約 1/4 碗
在來米粉	1/2 碗
水	1/2 碗

【調味料】

鹽	少許

【作法】

1 在來米粉和水（1：1）攪拌均匀至無顆粒狀態，並加入鹽。

2 白蘿蔔洗淨、去皮後，刨成絲。

3 鍋內加水和作法 2，煮至沸騰，續加入作法 1，小火攪拌均匀成糰，放入碗中，用電鍋蒸熟即可。

健康小提醒

● 早餐店販售的蘿蔔糕通常是油煎的，但油煎過後的蘿蔔糕，皮較硬，建議可用電鍋回蒸即可，或是拿來煮湯，加點青菜及肉類，也是豐盛的一餐。

★ 黑豆漿

【材料】

黑豆	1/4 米杯
水	1 又 1/2 米杯

【作法】

1 黑豆洗淨，泡水 4 ～ 6 小時，將水倒掉，放入電鍋（壓力鍋更佳）中，重新加 1/2 杯水煮熟。

2 取出煮熟的黑豆並放入果汁機（杯身及刀片需先使用飲用水沖洗過）中，加入 1 杯溫開水，一起打成汁即可飲用。

烹飪小技巧

● 蘿蔔糕可依喜好，添加絞肉、蝦米、油蔥等，一次做較大量，可分裝後置於冷藏，或也可至超市購買現成品。

● 豆漿的傳統作法是生豆泡水→加水磨碎成漿→豆汁煮沸→去泡、撈渣，但煮漿過程須不斷攪拌，以避免溢出或燒焦，耗時費力，故改為煮熟後再打漿，風味略有不同，但一樣好喝，並可依個人喜好調整濃淡。

番茄鮪魚厚片＆綠茶

器具｜瓦斯爐

★ 番茄鮪魚厚片

【材料】

厚片吐司	1 片
番茄	1/2 碗
水漬鮪魚（罐頭）	2 大匙
植物油	1/3 大匙

【調味料】

黑胡椒粒	少許

【作法】

1 番茄洗淨，切小丁備用。

2 起油鍋，放入作法 1 翻炒至略出水，熄火，續加入鮪魚肉拌勻，盛起備用。

3 將吐司表面均勻抹上作法 2，撒上少許黑胡椒粒即可。

★ 綠茶

【材料】

綠茶包	1 個
熱開水	適量

【作法】

準備一個乾淨的杯子，倒入 100℃ 熱水至八分滿，放置冷卻至約 85℃，加入茶包浸泡約 3 ～ 5 分鐘，取出茶包後即可飲用。

健康小提醒

● 鮪魚含有豐富的魚油，製成罐頭時已為熟食，要避免過度加熱，破壞魚油及風味。市售的鮪魚罐頭有「油漬」及「水漬」，建議選用「水漬」的脂肪含量較低，且通常已調味，不須再另外加鹽。

● 黑胡椒有分「黑胡椒粒」及「黑胡椒鹽」，前者僅有香氣，後者則增加了鹽分，鈉含量高，建議選用前者佳。

烹飪小技巧

● 番茄鮪魚醬可大量製作後，分裝置於冷凍，食用時再取出回溫即可。

● 番茄皮的營養價值高，但不易嚼爛吞食，若要去皮，可在番茄底部用刀劃十字，置於沸水中煮約 1 分鐘，再取出去皮即可。

● 新鮮厚片吐司較軟，若烤過則偏乾硬，可用綠茶沾濕一起食用；吐司皮較硬可不吃。

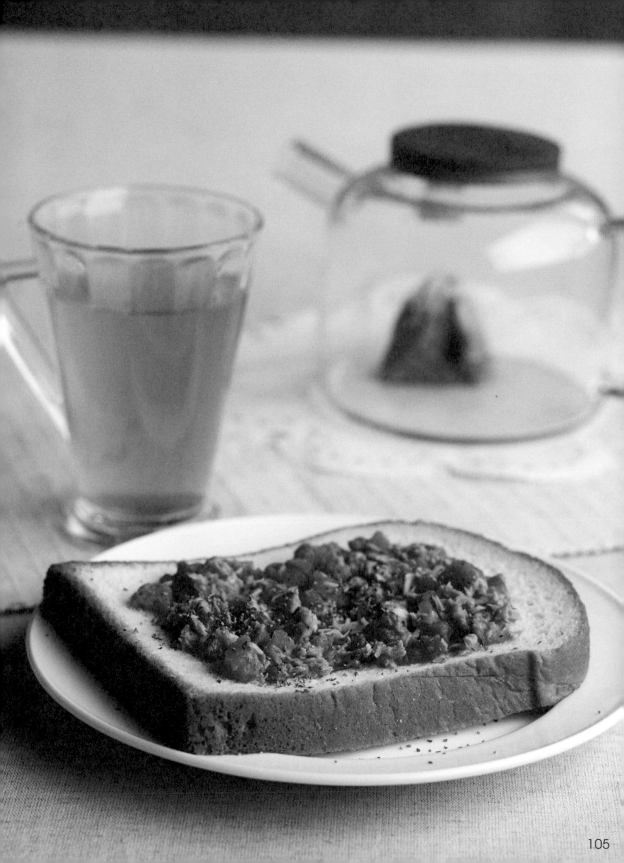

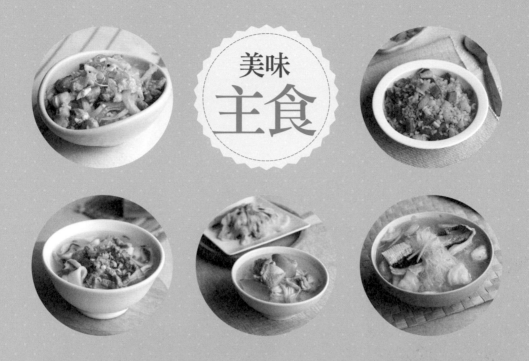

美味
主食

　有遇過天氣太熱，沒什麼胃口；或是時間有限，無法準備「三菜一湯」的情形嗎？這時候準備一道美味主食，再搭配個蒸青菜或蔬菜湯，也是豐富營養的一餐。美味主食的設計是以全穀根莖類為主角，加上優質蛋白質的豆魚肉蛋類，妝點些許香料及蔬菜，讓主食除了米飯還有其他多元的選擇。

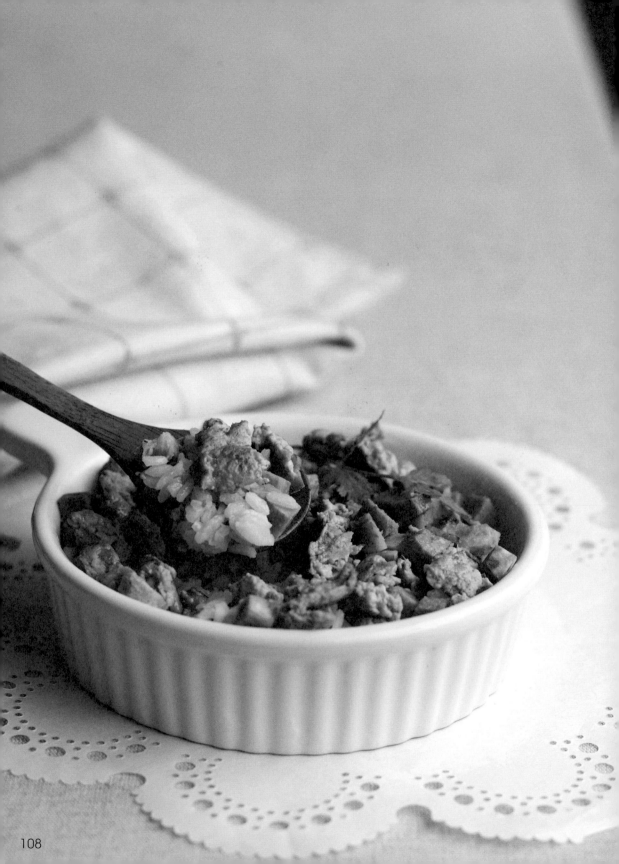

芋頭燉飯

器具｜電鍋

【材料】

米	1/2 米杯
芋頭切丁	1/4 碗
雞腿絞肉	4 大匙
新鮮香菇切丁	1 大匙
蝦米	2 隻
植物油	1/3 大匙
水	2/3 米杯

【調味料】

醬油	1/2 大匙
糖	少許

【醃料】

醬油	1/2 大匙
米酒	1/2 大匙
太白粉	少許

【作法】

1 米洗淨，加 2/3 米杯的水，浸泡半小時。

2 雞腿絞肉加入醃料，醃約 10 分鐘。

3 芋頭去皮、切小丁，香菇切小丁，蝦米泡一下水後對切。

4 起油鍋，先炒香菇、蝦米，再加入雞腿絞肉，炒熟後加入芋頭拌炒，再加入調味料拌炒均勻。

5 將作法 4 平鋪在作法 1 上，放入電鍋中，外鍋約加 1/2 杯水，蒸煮至熟即可。

烹飪小技巧

● 削芋頭皮時，可能因接觸到其分泌的乳汁──皂角甙，造成接觸到的部位奇癢無比，建議可戴手套預防，或是用菜瓜布刷洗芋頭外皮上的泥土後，整顆放到水中煮熟，再去皮即可。

● 芋頭煮熟時會吸水，若放的是生芋頭，加的水量就要比平常煮飯時再多些。若事先將芋頭煮熟再加入米飯中，則水量和煮飯時一樣（約 1：1）。

親子丼

器具 | 瓦斯爐

【材料】

洋蔥 ———————— 1/4 個（約 25 公克）
雞腿肉 ———————— 1/4 隻（約 70 公克）
蛋 —————————————————— 1 顆
植物油 —————————————— 1/3 大匙
白飯 —————————————————— 1 碗

【調味料】

米酒 —————————————— 1/2 大匙
鹽 —————————————————— 少許

【醬汁】

日式昆布醬油 ————————— 1 大匙
水 —————————————————— 2 大匙
糖 —————————————————— 少許

【醃料】

日式昆布醬油 ——————— 1/2 大匙
米酒 —————————————— 1/2 大匙
太白粉 ———————————————— 少許

【作法】

1 雞腿肉去皮後切小塊（約一口大小），加入醃料醃約 10 分鐘。

2 洋蔥切細絲備用。

3 起油鍋，放入作法 1 炒至半熟，盛起備用。

4 蛋粗略打散（若打得太均勻，會只有蛋黃的顏色；想要有白有黃，用筷子把蛋黃戳破，略攪幾下即可）。

5 鍋子洗淨，放入醬汁及作法 2，小火煮至洋蔥變透明，續加入作法 3 及作法 4，蓋上鍋蓋，小火燜熟，即可放在香噴噴的飯上囉！

烹飪小技巧

● 洋蔥的纖維是直向的，故切絲時，應橫向切（同去頭尾的方向），才能切斷其纖維，較易食用。

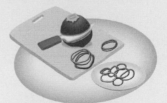

▲「橫切」才能切斷洋蔥的纖維

健康小提醒

● 蛋要燜熟再食用，比較符合安全及衛生喔！

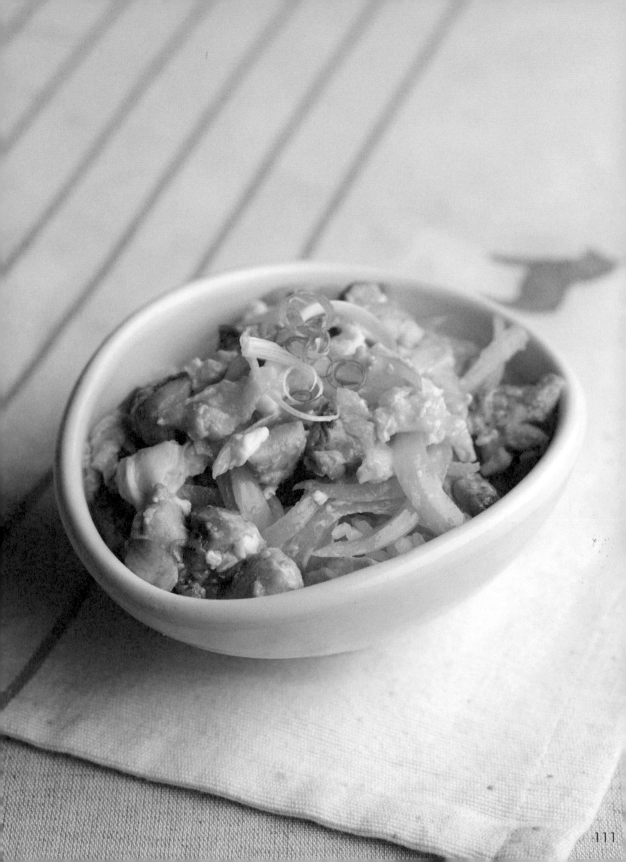

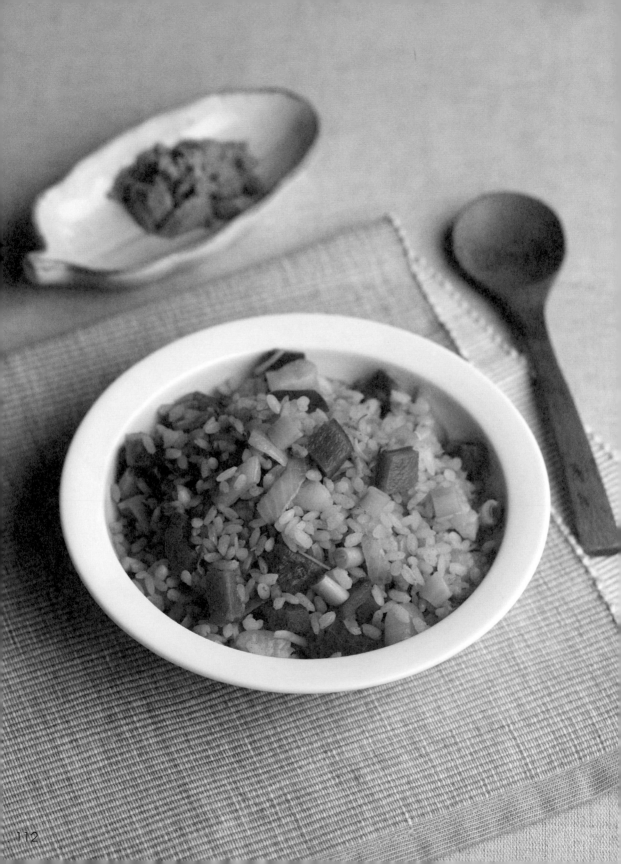

咖哩蝦仁炒飯

器具｜瓦斯爐

【材料】

洋蔥	1/4 個（約 25 公克）
金針菇	1 小把（約 50 公克）
紅椒切丁	1 湯匙
四季豆切丁	1 湯匙
蝦仁	4 大匙
植物油	1/3 大匙
白飯	1 碗

【調味料】

咖哩粉	1/3 大匙
鹽＆胡椒粉	少許

【醃料】

米酒	1/2 大匙
鹽	少許

【作法】

1 洋蔥切小丁、金針菇切碎，備用。

2 紅椒去蒂頭及籽，四季豆去除粗纖維，皆切成小丁，用熱水汆燙至熟，沖冰開水定色。

3 蝦仁洗淨、去腸泥後，切成適當大小，置於醃料中。

4 起油鍋，放入作法 1 翻炒至透明略出水，續加入作法 3 炒熟，再拌入白飯、咖哩粉，最後放入作法 2 及鹽、胡椒粉即可。

健康小提醒

● 炒飯的蔬菜量通常偏低，金針菇切碎藏在白飯裡，可增加纖維質。

烹飪小技巧

● 紅椒汆燙後，可引出甜味，並較易入口。

● 一般炒飯建議用隔夜飯，較能炒出粒粒分明的口感，但若覺得顆粒感太重，反而太乾不易吞嚥，建議使用剛煮好的白飯，盛起鋪平於盤子，約散熱 10 分鐘後再使用，但入鍋後拌炒動作要快，不宜太久，避免水氣不斷釋出，飯粒會黏在一起。

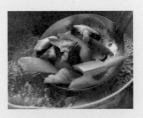

▲ 甜椒經過汆燙，會釋出甜味且較易入口。

● 四季豆丁可汆燙久一點使其變軟，若顆粒感仍太重，可不食用。

鍋燒海鮮烏龍麵

器具｜瓦斯爐

【材料】

烏龍麵	1 碗
鯛魚片	1/2 條（約 50 公克）
鮮蝦	2 尾
蛤蠣	3 顆
新鮮香菇	1 朵
紅蘿蔔（切圓片）	2 片
大白菜	1/4 碗
青江菜	1 小株
水	適量

【調味料】

日式昆布醬油	1/2 大匙
米酒	1/2 大匙
鹽＆糖	少許

【作法】

1 烏龍麵汆燙至可接受的軟度，撈起、瀝乾，置於碗中備用。

2 所有食材洗淨後，切成一口大小備用。鯛魚片斜切（看起來較大片）；紅蘿蔔削皮後橫切，較粗部分再對半切；大白菜用手撕成小片；青江菜去尾端後橫切，梗及葉分開。

3 煮一鍋熱水，放入大白菜、香菇、紅蘿蔔熬煮至軟，續加入鯛魚、蝦、蛤蠣煮熟，再加入青江菜（先放梗，再放菜）及調味料略滾一下即可倒入放作法 1 的碗中。

烹飪小技巧

● 烏龍麵食用前先剪短，較易食用。

● 蛤蠣煮熟後，肉質偏硬，若咀嚼不易，可不食用，只取其鮮美湯汁；或煮熟去殼後，撈起用攪拌棒打成泥混入湯中。

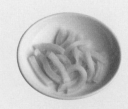

▲ 用食物剪刀將烏龍麵剪短後較好吞嚥。

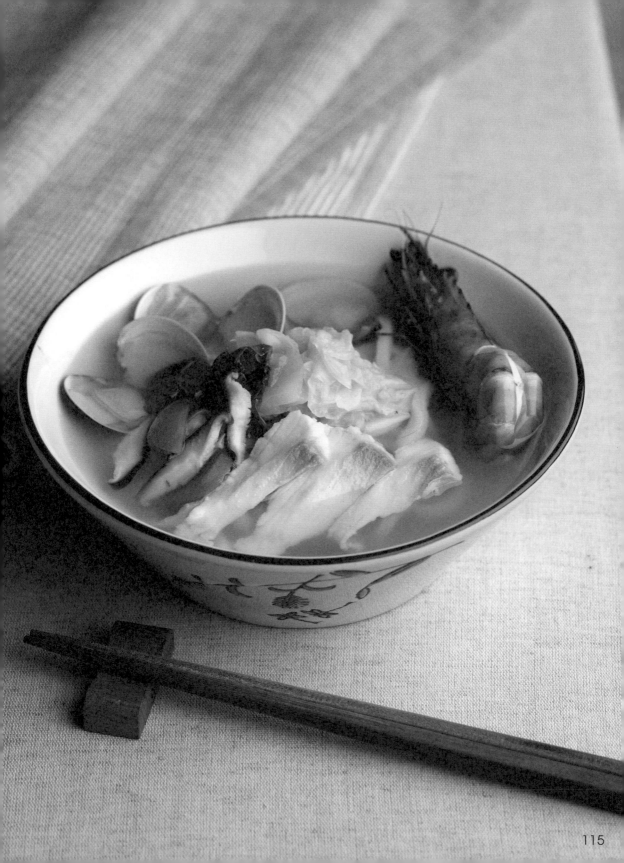

客家湯粄條

器具｜瓦斯爐

【材料】

粄條	1 碗
新鮮香菇	1 朵
茼蒿菜	1 碗
紅蔥頭切末	1/3 湯匙
芹菜末	1/3 湯匙
蔥末	1/3 湯匙
蝦米	2 隻
豬肉絲	4 大匙
植物油	1/3 大匙
水	適量

【調味料】

鹽＆胡椒粉＆糖	少許

【醃料】

醬油	1/2 大匙
米酒	1/2 大匙
太白粉	少許

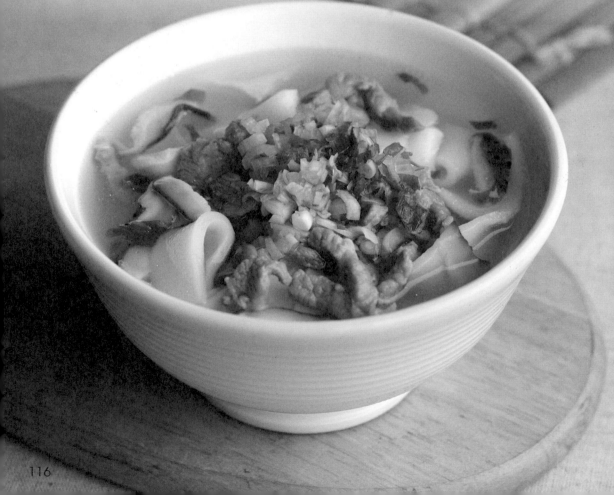

【作法】

1 粄條汆燙後撈起、瀝乾，置於碗中。

2 香菇洗淨、切片，茼蒿菜洗淨、切成適當大小，豬肉絲置於醃料中醃約 10 分鐘。

3 起油鍋，加入豬肉絲炒至變色後盛起。

4 加熱同一油鍋，放入蝦米、紅蔥頭末及香菇炒香，續加入作法 3、調味料、芹菜末拌勻，加入適量開水，煮滾後，再加入茼蒿菜、蔥末略煮一下即可倒入作法 1。

健康小叮嚀

- 茼蒿菜俗稱「打某菜」，收縮率高，煮熟後只剩一點點，易殘留農藥，食用前宜用大量流動水清洗，或更換為其他綠葉蔬菜。

- 紅蔥頭只要加點油用小火即可炒出香氣，市售的油蔥酥雖然方便，但製程用油的品質不一，且高溫油炸易產生較多自由基，對健康不利。

烹調小技巧

- 粄條或稱粿條、河粉，都是米製品，只是採用的米種不同罷了！可依自己喜好選擇，若一次購買較大量，可先切好並分裝為每次用量後冷凍，食用前再用熱水汆燙回溫即可。

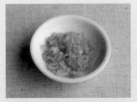

- 乾香菇香氣重但不易咀嚼，改用新鮮香菇較軟嫩，用熱油翻炒後，一樣可逼出香氣。保存香菇的袋子要綁緊，可延長保存時間。

▲ 芹菜纖維較粗，建議烹調前先切碎或延長熬煮時間。

- 芹菜纖維粗，不易咀嚼或吞嚥，可儘量切細碎，或提早放入湯中熬煮，使其軟化。

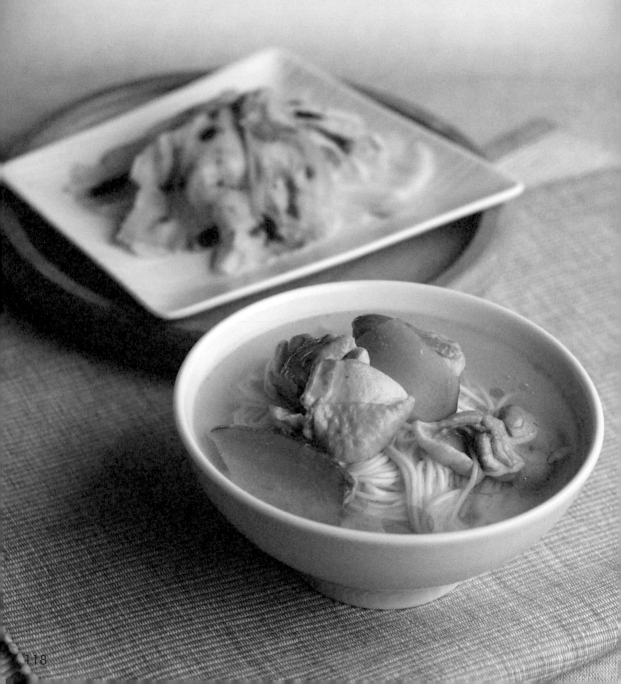

美味
主食 麻油雞湯麵線＆蒸青菜

麻油雞湯麵線／器具｜瓦斯爐、電鍋或壓力鍋（非必要）

蒸青菜／器具｜電鍋

★ 麻油雞湯麵線

【材料】

乾麵線 ⋯⋯⋯⋯⋯⋯⋯⋯⋯ 1 把
薑片 ⋯⋯⋯⋯⋯⋯⋯⋯⋯ 1 湯匙
枸杞 ⋯⋯⋯⋯⋯⋯⋯⋯⋯ 1 湯匙
雞腿肉 ⋯⋯ 1/2 隻（約 140 公克）
麻油 ⋯⋯⋯⋯⋯⋯⋯⋯⋯ 1 大匙
水 ⋯⋯⋯⋯⋯⋯⋯⋯⋯⋯ 適量

【醃料】

米酒 ⋯⋯⋯⋯⋯⋯⋯⋯ 1/2 大匙

【作法】

1 雞腿肉去皮後切成一口大小，
   放入醃料中醃 10 分鐘。

2 冷鍋放入麻油加熱，放入薑片
   小火炒香，續加入作法 1 翻炒
   至變色，再拌入米酒（依喜好
   增減）、水、枸杞，小火燉煮
   成雞湯。（也可移至電鍋或壓
   力鍋中燉煮，雞肉較易軟爛）

3 另起一鍋熱水，放入麵線煮約
   2 分鐘，撈起、瀝乾，再拌入
   少許麻油即可。

健康小提醒
- 麵線本身鈉含量高，購買時
  儘量選擇無鹽麵線（超市有
  售）。

★ 蒸青菜

【材料】

時令綠葉青菜（切小段）⋯⋯ 1 碗
麻油雞湯 ⋯⋯⋯⋯⋯⋯⋯ 少許

【調味料】

醬油膏 ⋯⋯⋯⋯⋯⋯⋯ 1/2 大匙

【作法】

1 青菜洗淨、切段，平鋪在盤子
   中，放入電鍋蒸熟，外鍋放
   1/2 杯水，蒸約 5 ～ 10 分鐘。

2 將青菜取出，倒掉多餘的水，
   淋上少許麻油雞湯及醬油膏拌
   勻即可。

烹飪小技巧
- 麻油加熱時要注意火
  候，大火會讓麻油帶有
  苦味；也可先用沙拉油
  炒材料，煮湯起鍋前再
  加入麻油。
- 若嫌蒸青菜麻煩，也可
  丟到麻油雞湯裡一起煮
  熟後撈起。

日式蕎麥涼麵

器具｜瓦斯爐、電鍋

【材料】

蕎麥麵	1 把
紅蘿蔔絲	1/4 碗
小黃瓜絲	1/4 碗
雞胸肉	1 小塊（約 70 公克）
蛋	1 顆
植物油	1/3 大匙
海苔片	1 片

【醃料】

米酒	1/2 大匙
鹽	少許

【醬汁】

日式柴魚醬油	1 大匙
冷開水	6 大匙

【作法】

1 蕎麥麵放入熱水汆燙，撈起後瀝乾，放入冰塊水中冰鎮後撈起。

2 紅蘿蔔去皮後刨絲、小黃瓜刨絲，皆放入熱水汆燙 2 分鐘。

3 雞胸肉加醃料，用手搓揉，使其入味，靜置 10 分鐘，放入電鍋蒸熟，待冷後，戴手套將雞胸肉拔成雞絲。

4 蛋打散，起油鍋，放入蛋液煎成蛋皮，切成細絲。

5 海苔片用剪刀剪成細絲。

6 將作法 1 ～作法 5 分別置於盤中，調好涼麵醬汁，食用時沾取即可。

烹飪小技巧

- 紅蘿蔔、小黃瓜生食口感較脆，汆燙後較軟，可以個人喜好調整汆燙的時間。小黃瓜汆燙後泡冰開水，能保持翠綠的顏色。

- 麵條食用前，可先剪成小段，較方便食用。

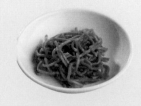

▲ 將麵條剪小段食用較容易吞嚥。

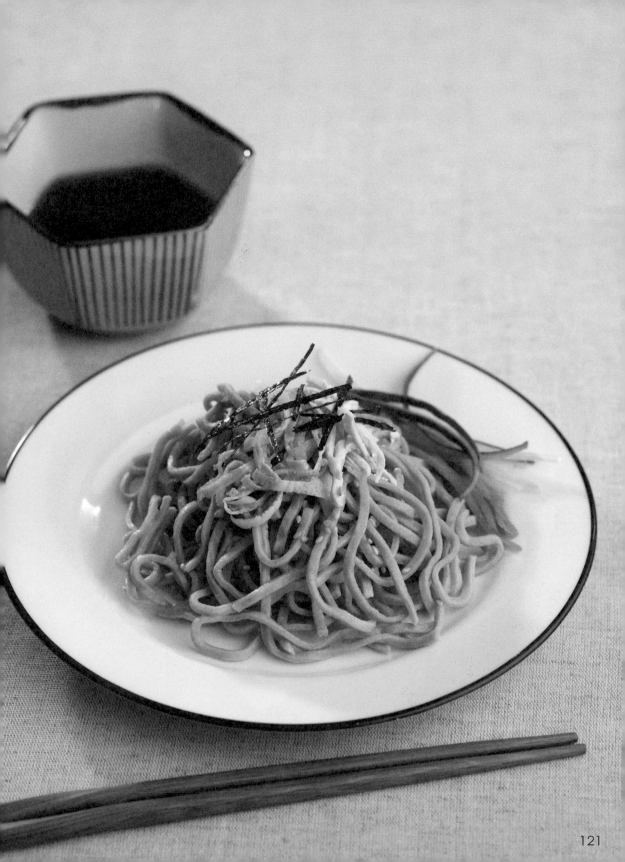

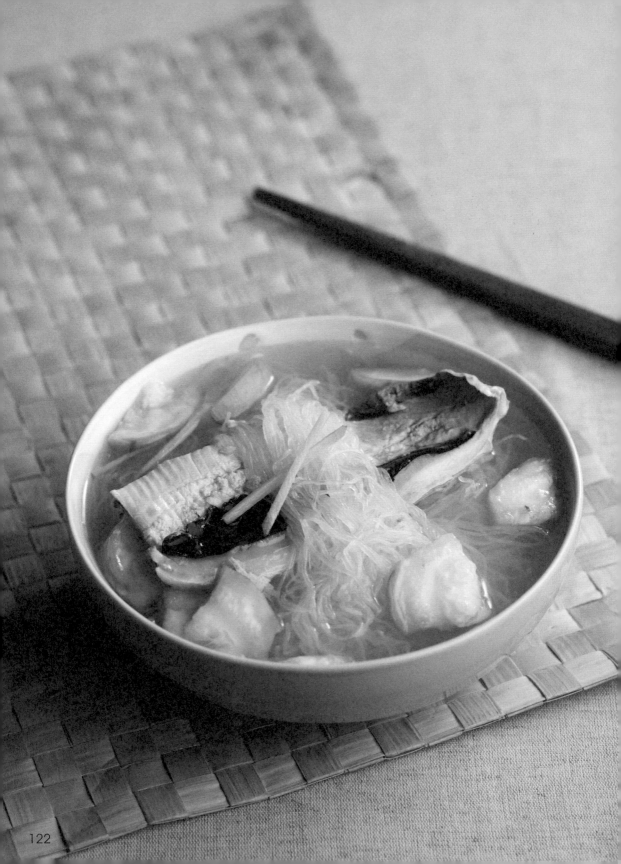

絲瓜魚片冬粉

器具｜瓦斯爐

【材料】

冬粉	1 把
無刺虱目魚	4 湯匙
薑絲	1 湯匙
絲瓜切塊	1 碗
植物油	1/3 大匙
水	適量

【調味料】

米酒	1/2 大匙
鹽	少許

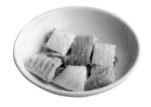

▲ 魚肉切成一口大小較方便咀嚼。

【作法】

1 冬粉泡冷水約半小時，撈起，另起一鍋熱水，將冬粉煮熟、瀝乾後備用。

2 虱目魚清洗乾淨後切成一口大小備用，順便再度檢查有無殘餘的魚刺存在。

3 薑切成絲。絲瓜削皮後，切成容易入口的適當大小。

4 起油鍋，放入薑絲炒香，續加入絲瓜翻炒至略出水，再加水煮滾後，放入虱目魚煮熟，加入調味料後，與作法 1 混合即可食用。

選購小秘訣

● 挑選絲瓜時，要選外型端正，瓜身大小均勻、直挺的較佳，並可用手指輕壓，感覺果實堅硬、富彈性的，肉質較嫩。

烹飪小技巧

● 因冬粉易吸水，若與絲瓜、魚片同煮，湯汁水分要多些。

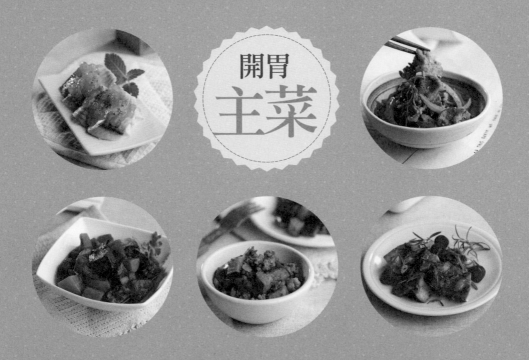

開胃
主菜

開胃主菜的設計是以提供優質蛋白質的肉類、海鮮類食材為主。油花多的肉類,吃起來較軟嫩,但動物性飽和脂肪量太高,故選用瘦肉部位(腱子、腰內肉),長時間燉煮使其變軟;但海鮮類食材,烹煮時間過長反而會使肉質變硬,故建議縮短加熱時間,或用鍋內餘溫燜熟即可。

滷牛腱（約 10 人份）

器具 | 瓦斯爐或電鍋

【材料】

牛腱	2 個
滷包	1 個
薑片	2 片
蔥	2 支
植物油	1/3 大匙

【調味料】

紹興酒	1/4 碗
醬油	1/2 碗
冰糖	1/4 碗
鹽	少許
水	2 碗

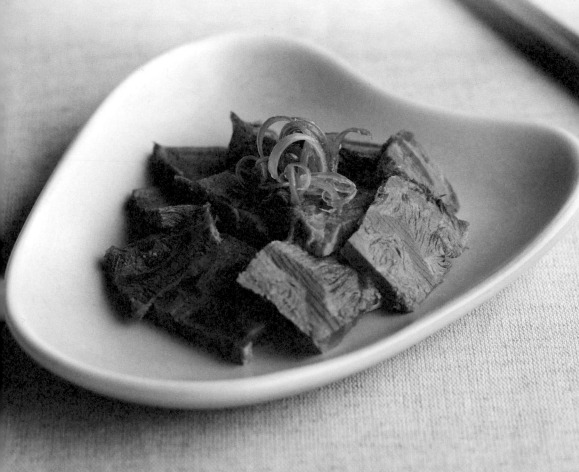

【作法】

1. 先用刀將牛腱的外層筋膜大致去除，如此，滷汁較易滲透入味。

2. 準備一鍋冷水，直接放入作法1，小火煮至水滾，牛腱外表變色並去除血水後，撈起牛腱，用冷水沖洗乾淨。

3. 蔥洗淨切段。

4. 起油鍋，放入薑片炒香，續加入蔥段拌炒，再加入冰糖略炒至冰糖融化，即可加入滷包、其他調味料，此即為滷汁。

5. 鍋中放入作法2及作法4，加蓋，小火燉煮約1小時後熄火，不開蓋續燜1小時（用筷子戳牛腱最後的部位，須可輕易穿透），移除辛香料及滷包，待溫度稍冷卻後，整鍋連同滷汁放於冰箱冷藏約6小時以上，繼續醃泡入味。

6. 取出牛腱切薄片後即可食用。吃不完的牛腱可用密封袋將肉及滷汁各自分裝，置於冷凍庫，食用前一天置於冷藏室退冰即可。

健康小提醒

● 滷包可在傳統市場買牛腱時，跟老闆要，也可在雜貨店、超市、中藥行購買，或是只用簡單的八角及玉桂皮也可滷出香氣。

烹飪小技巧

● 可省略炒辛香料的步驟，直接將所有調味料和去血水的牛腱一起放入電鍋燉煮，但香氣較淡。

● 若無紹興酒，可用米酒取代；不吃牛肉者，可替換成豬腱。

● 滷汁的顏色以近普洱茶茶色為佳，避免滷越久而過鹹。滷汁還可稀釋，當牛肉麵的湯汁使用。

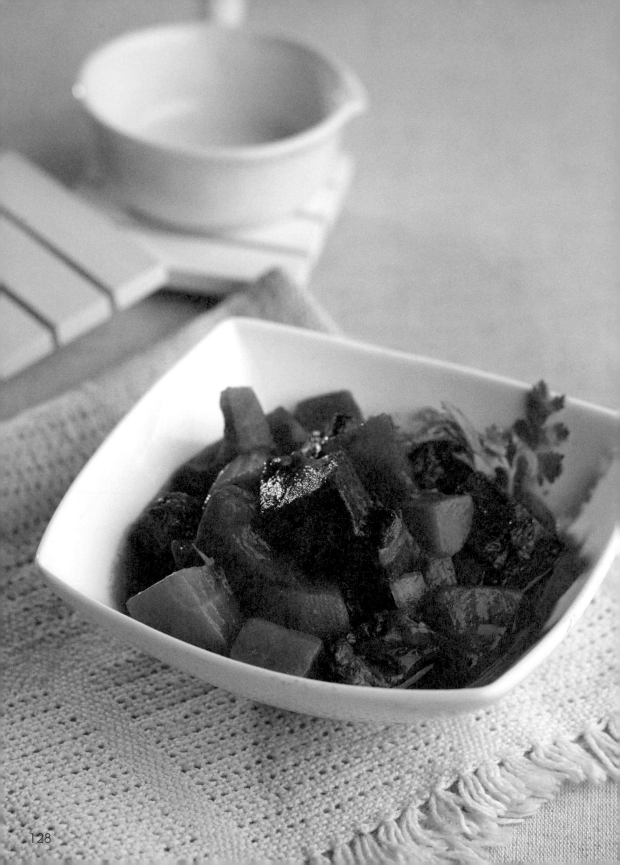

番茄牛肉（約 10 人份）

器具｜瓦斯爐或壓力鍋

【材料】

牛腱	1 個
番茄	2 顆
洋蔥	1 顆
紅蘿蔔	1 條
植物油	1/3 大匙

【調味料】

番茄醬	1 大匙
月桂葉	2 片
鹽＆糖	少許
水	2 碗

【作法】

1 牛腱切成適當大小，放入冷水中，小火煮至水滾，去除血水，撈起、瀝乾。

2 番茄洗淨，用熱水去皮後切塊。洋蔥切塊狀，紅蘿蔔去皮後切塊狀。

3 起油鍋，放入洋蔥炒軟，續加入作法 1 拌炒均勻，即可加入番茄、紅蘿蔔、調味料，移至電鍋或壓力鍋燉煮 30 ～ 40 分鐘至熟軟即可。

健康小提醒

● 牛肉可選牛腱或牛腩，但因牛腩的油脂含量高，故選用牛腱，減少油脂攝取。

烹飪小技巧

● 此道料理可做多種變化。湯汁煮濃些，加點太白粉勾芡，可做牛肉燴飯；湯汁淡一點，搭配麵條，可做成番茄牛肉麵；湯料中加點馬鈴薯塊，可做羅宋牛肉湯。

● 牛腱肉依其切的大小，個人能接受的軟硬程度不同，用電鍋燉煮的時間長短亦不同。建議外鍋可先加 2 杯水，跳起後不開蓋續燜半小時，開蓋測試肉質軟硬度；若仍偏硬，外鍋再加 1 杯水，跳起後同樣不開蓋燜半小時，測試軟硬度；重複上述步驟，直到適合入口為止。

PART 4　活力健康飲食 **72** 變

蒸冬瓜絞肉   器具｜電鍋

【材料】

冬瓜丁	1 碗
絞肉	4 湯匙
洋蔥丁	1 大匙

【調味料】

蠔油	1 大匙
米酒	1/2 大匙
太白粉	少許

【作法】

1 冬瓜、洋蔥皆洗淨、去皮後，切小丁（比絞肉略大些）。

2 絞肉混合作法 1，並放入調味料，均勻攪拌。

3 全部放入電鍋，外鍋放約 1/4 杯水，蒸熟即可。

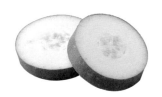

健康小提醒

● 本道料理完成品有點像肉燥，且冬瓜煮過會出水、收縮，吃起來有點像肉燥中肥肉的口感！

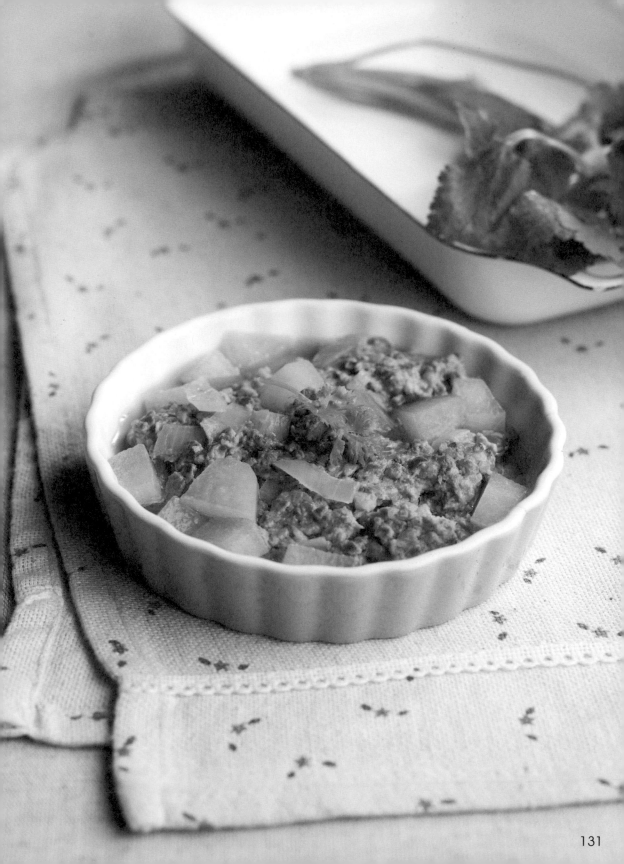

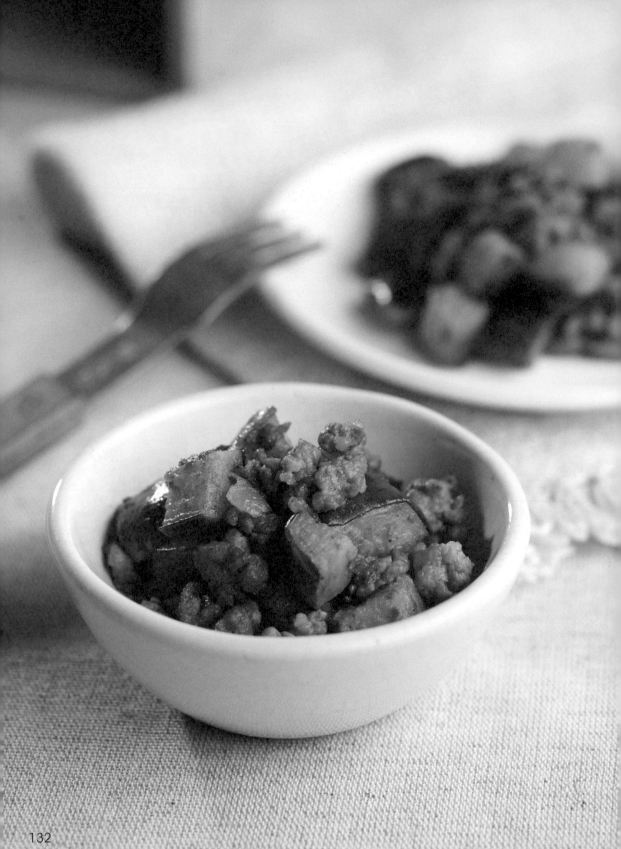

茄子肉末咖哩

器具｜瓦斯爐

【材料】

茄子	1/2 條
絞肉	4 湯匙
洋蔥	1 湯匙
植物油	1 大匙

【調味料】

咖哩粉	1/4 大匙
番茄醬	1/2 大匙
水	1 碗
鹽	少許

【醃料】

米酒	1/2 大匙
鹽	少許
太白粉	少許

【作法】

1 絞肉加入醃料，醃約 10 分鐘。

2 茄子洗淨、切小丁（比絞肉略大些），洋蔥去皮、切小丁。

3 熱鍋，加入 2/3 大匙油，放入茄子炒軟後盛起，備用。

4 加熱同一油鍋，加 1/3 大匙油，放入洋蔥炒軟，續加入絞肉炒至變色，再放入作法 3 及調味料，拌炒均勻即可。

烹飪小技巧

● 茄子皮較韌，不易咀嚼，但油炒過後可軟化，並維持其漂亮的紫色，不易變黑。

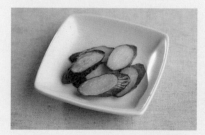

▲ 茄子炒過後會較軟嫩且可保持漂亮色澤。

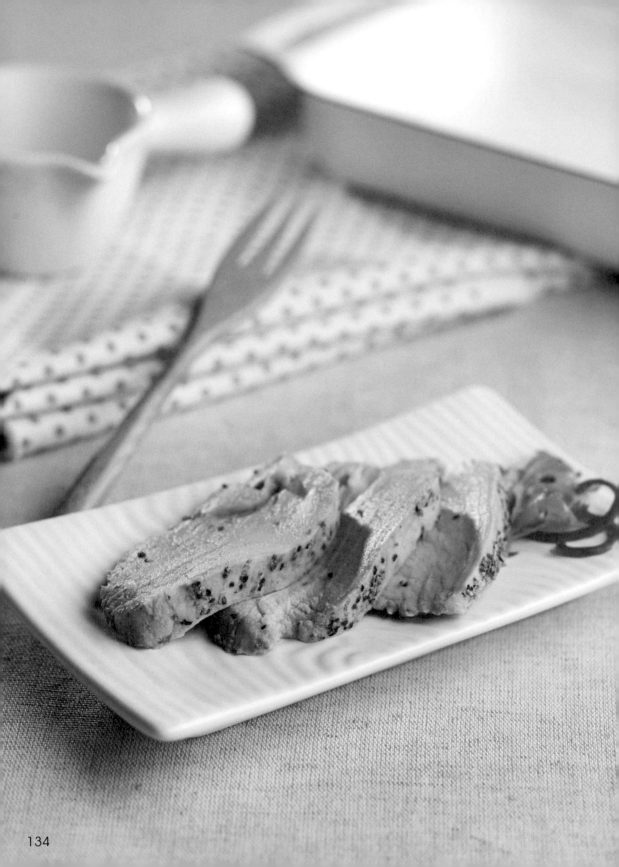

椒鹽腰內肉（約 10 人份）

器具｜烤箱或瓦斯爐

【材料】

豬腰內肉 ——————————— 1 條

【調味料】

米酒 ————————————— 3 大匙
鹽 —————————————— 1/2 大匙
黑胡椒粒 ————————————— 1/3 大匙

【作法】

1 腰內肉整條切成 3 段，加入調味料，用手搓揉，使其入味，放置冷藏室醃 6 小時以上。

2 烤箱預熱至 200℃，將每塊醃好的腰內肉，外層分別包裹鋁箔紙，放入烤箱烤約 20 分鐘（至肉的中心熟透）。

3 取出，待稍涼後，切薄片食用。

選購小秘訣

● 腰內肉（小里肌）屬豬肉中較嫩的部位，但售價也較昂貴。而除腰內肉外，後腿內部還有一塊軟嫩的肉，俗稱「老鼠肉」，每隻豬只有兩塊，肉質更軟嫩，是幾乎沒有油脂的瘦肉，也適合用來做此道料理。

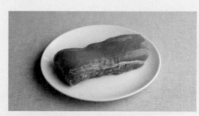

▲ 腰內肉肉質軟嫩，非常適合用來製作「軟食」。

烹飪小技巧

● 家中若是小烤箱，無法設定溫度，可先切片後再烤，就不需要包鋁箔紙，方便監控食物熟度；或改用平底鍋將肉煎熟亦可。

PART 4

活力健康飲食 72 變

日式洋蔥燒肉

器具｜瓦斯爐

【材料】

豬火鍋肉片	1/2 碗
洋蔥絲	1/2 碗
紅蘿蔔絲	1/4 碗
植物油	1/3 大匙
熟芝麻粒	1/4 大匙

【調味料】

米酒	1 大匙
日式柴魚醬油	1 大匙
糖	少許
水	1 大匙

【作法】

1 洋蔥洗淨後切絲；紅蘿蔔洗淨、去皮後，刨絲。

2 洋蔥、紅蘿蔔及火鍋肉片加入調味料混和，醃約 10 分鐘。

3 起油鍋，將作法 2 連同醃料放入鍋中拌炒至熟，食用前撒上芝麻粒即可。

健康小提醒

● 豬火鍋肉片通常是五花肉，油脂含量高，可改買里肌肉切薄片，降低油含量。

選購小秘訣

● 芝麻有分生的和熟的，生芝麻粒中間較扁平，熟芝麻粒中心會澎起，像迷你版的橄欖球。若買到生的，可用乾鍋小火炒熟即可；用砵或攪拌器將熟芝麻粗略磨碎，則香氣更佳。芝麻宜存放在密閉容器中，否則油脂含量高，接觸空氣後易氧化，造成油脂變質，產生油耗味。

烹飪小技巧

● 製作本道料理，也可先炒洋蔥絲、肉片、紅蘿蔔絲後，再拌入醃料，但先醃再炒較入味。

● 煮好湯汁可勾點薄欠，較滑潤易入口。

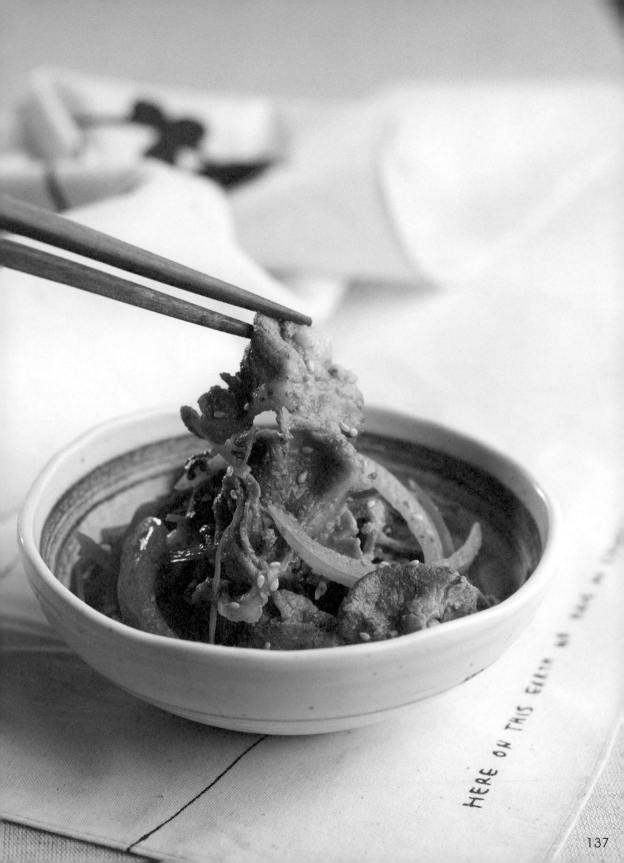

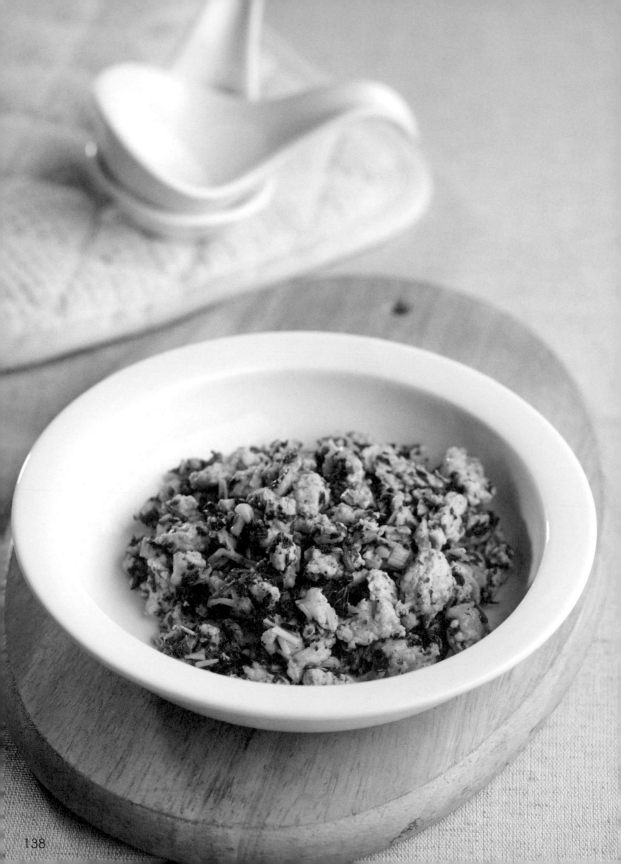

塔香雞肉燥

器具｜瓦斯爐

【材料】

九層塔	1/2 碗
金針菇切碎	2 大匙
雞腿絞肉	4 大匙
蒜末	1/3 大匙
植物油	1/3 大匙

【調味料】

蠔油	1 大匙
米酒	1/2 大匙

【作法】

1 九層塔取葉洗淨後切碎或用手撕碎。

2 金針菇去根部洗淨後切碎。

3 起油鍋，爆香蒜末及九層塔，續加入雞腿絞肉、金針菇拌炒均勻，最後放入調味料拌勻即可。

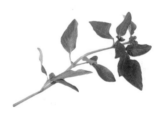

烹飪小技巧

● 九層塔很輕秤，每次購買就是一大包，沒用完，放置 2 ～ 3 天就會變黑、爛掉，若有用不完的九層塔，可將葉子取下洗淨，加點原味堅果（花生、松子、杏仁皆可），再加點橄欖油，用攪拌棒或果汁機打成青醬，置於暗色玻璃瓶中，可拿來做青醬義大利麵、青醬雞丁、青醬魚排等。

PART 4 活力健康飲食*72*變

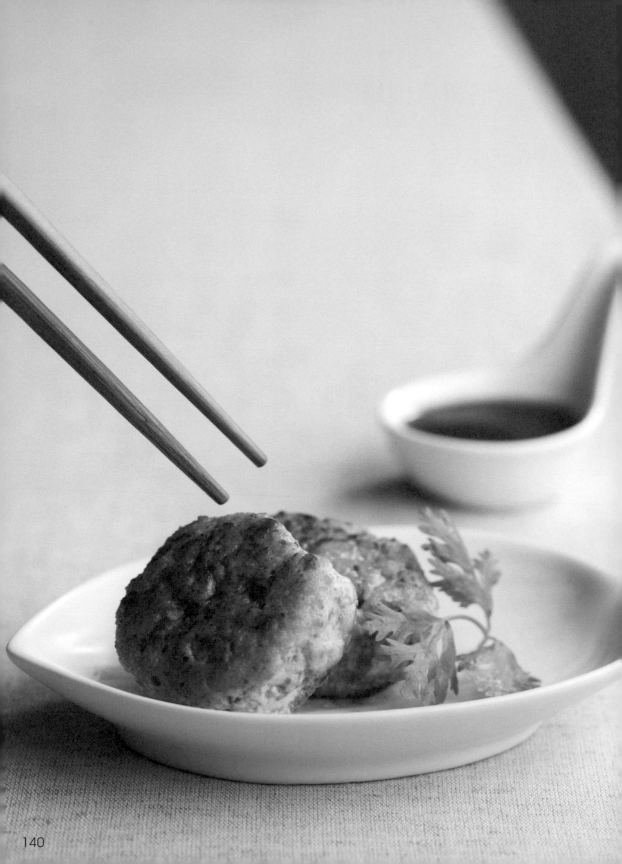

糖醋雞肉餅

器具｜瓦斯爐

【材料】

雞腿絞肉	4 大匙
老豆腐（即板豆腐）	1 大匙
植物油	1/3 大匙

【調味料】

番茄醬	1/2 大匙
白醋	1/2 大匙
醬油	1/4 大匙
糖	少許

【醃料】

醬油	1/2 大匙
米酒	1/2 大匙
太白粉	少許

【作法】

1 雞腿絞肉混合醃料，同一方向均勻攪拌混合。

2 老豆腐用湯匙壓碎，擠出多餘水分，均勻混入作法 1 中，整形成圓餅狀。

3 起油鍋，將作法 2 表面煎至金黃色盛起。

4 調味料放入鍋中略煮一下，淋在作法 3 上即可。

健康小叮嚀

● 豆腐與絞肉的混和，可緩解瘦肉的乾澀，且同樣可提供優質蛋白質。

▶ 把豆腐和絞肉混合，口感較潤滑。

烹飪小技巧

● 常見豆腐有分老豆腐、水豆腐、盒裝嫩豆腐，主要是其含水量的差異。老豆腐水量少，口感較紮實，盒裝嫩豆腐水量多，較軟嫩易碎。

蘋果醬烤雞腿

器具│電鍋、烤箱或瓦斯爐

【材料】

去骨雞腿肉	1/2 隻
蘋果	1/2 顆

【調味料】

檸檬汁	1/2 大匙
糖	1/4 大匙
水	3 大匙

【醃料】

米酒	1 大匙
醬油	1/2 大匙

【作法】

1 將去骨雞腿肉放入醃料中,並用手搓揉入味,醃約 15 分鐘。

2 蘋果洗淨、削皮、去芯,切成小丁狀,泡入鹽水中。

3 將作法 2 取出瀝乾,與調味料一起放入鍋中,用電鍋燉煮至蘋果軟爛。

4 將作法 1 放入預熱至 220℃ 的烤箱中,烤約 10 分鐘,至肉熟且表皮呈金黃色即可取出。

5 將作法 4(可斜切成片狀,會較易入口)淋上作法 3 即可。

烹飪小技巧

● 蘋果切開後,果肉易氧化變黑,泡鹽水、檸檬水,皆可延緩氧化速度。

● 蘋果醬調味可依個人喜好及蘋果的甜度做調整。

● 雞腿用烤的,可逼出雞皮的油脂。若家中沒有烤箱,可用煎鍋加少許油將雞肉煎熟,煎時,記得雞皮朝下煎至半熟再翻面。

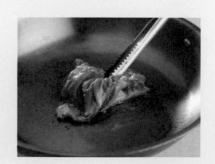

▲ 煎雞腿時,帶皮部分先朝下煎熟,可逼出多餘油脂。

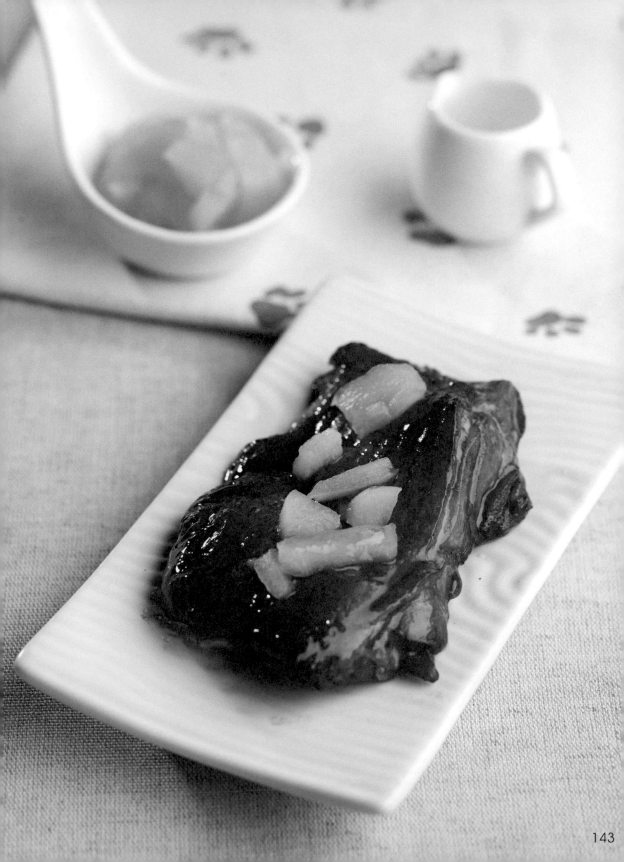

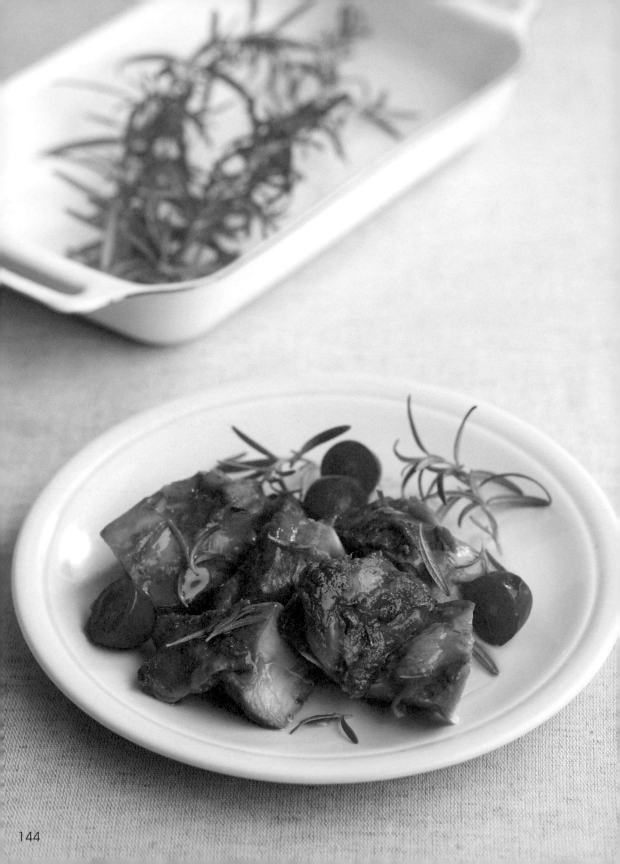

144

開胃主菜 迷迭香烤雞

【材料】

去骨雞腿肉 ———————— 1/2 隻

【調味料】

黑胡椒粒 ———————— 少許

【醃料】

米酒 ———————————— 1 大匙
醬油 ———————————— 1/2 大匙
迷迭香葉 ———————— 1/4 大匙

【作法】

1 將去骨雞腿肉放入醃料中，並用手搓揉入味，放置冷藏室醃至少 6 小時。

2 將作法 1 取出，去掉雞皮上的迷迭香葉，放入預熱至 220℃ 的烤箱中，烤約 10 ～ 15 分鐘，至肉熟且表皮呈金黃色即可取出。

3 將作法 2 斜切成片狀或小塊狀，撒上黑胡椒粒即可。

健康小叮嚀

● 這道菜不佐醬汁，因此醃的時間要夠久，才會入味，但醃越久，鹹度會增加。醬油只是用來增加雞肉的色澤，不要加太多！建議煮熟後，若不夠鹹，再撒些海鹽或玫瑰鹽調味即可。

烹飪小技巧

● 雞腿用烤的，可逼出雞皮的油脂。若家中沒有烤箱，可用煎鍋加少許油將雞肉煎熟，煎時雞皮朝下。

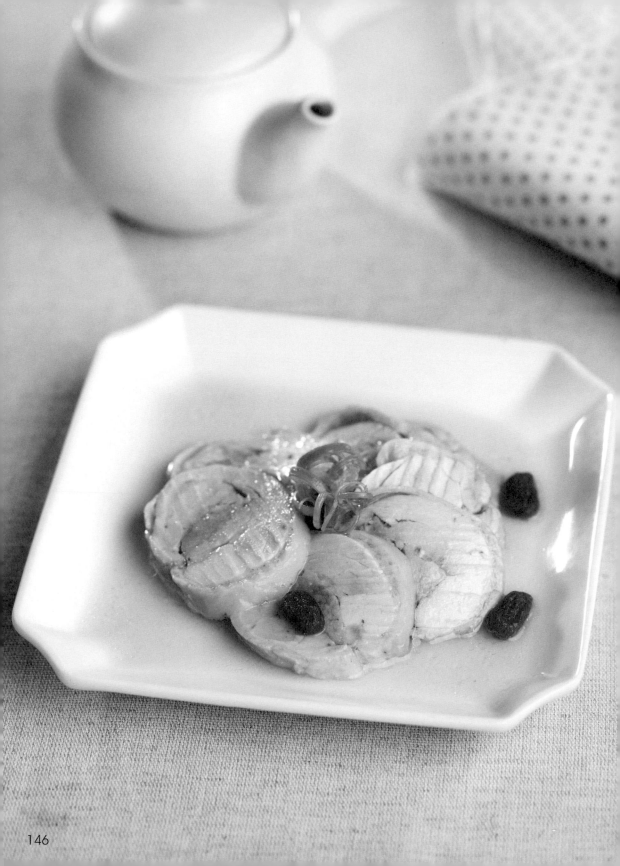

紹興醉雞

器具｜電鍋

【材料】

去骨雞腿肉	1/2 隻
紹興酒	2 大匙

【調味料】

當歸	1 片
枸杞	1/4 大匙
鹽	少許
水	1 碗

【作法】

1 去骨雞腿肉加鹽少許，用手搓揉入味，鋪鋁箔紙，雞皮朝下放置，捲成長條形，放入電鍋蒸熟。

2 鍋中放入其他調味料，將水煮滾後熄火，倒入紹興酒混合均勻。

3 取一保鮮盒，從鋁箔紙中取出雞肉（盤底若有雞湯，可一起倒入），淋上作法 2，密封後放入冰箱冷藏至少 1 天，食用前取出切片即可。

烹飪小技巧

- 紹興酒加熱後會有苦味，故要等湯汁煮好時再加。若沒有紹興酒，可以用米酒取代（米酒耐煮，可加熱）。

- 可一次做大量，雞腿捲好後泡湯汁冷藏一天，再用密封袋分裝冷凍，食用前一天放置冷藏退冰，食用時再切薄片即可。

- 若是只使用米酒製成的湯汁，可留下加水煮雞湯麵線或是炒菜時當雞高湯使用。

味噌鮭魚

器具｜烤箱

【材料】

鮭魚片 ———————————— 1 片
熟白芝麻粒 ———————————— 少許

【調味料】

米酒 ———————————— 1 大匙
味噌 ———————————— 2 大匙
糖 & 鹽 ———————————— 少許

【作法】

1 將魚片放入調味料中，並用手輕輕搓揉使其入味，放置冷藏醃至少 6 小時。

2 將作法 1 取出，用手抹去多餘味噌，放入預熱至 200℃ 的烤箱中，烤約 5 ～ 10 分鐘至熟，撒上熟白芝麻粒即可。

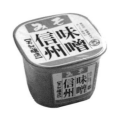

健康小叮嚀

● 味噌容易烤焦，影響風味且不利健康，故建議烤之前去除。

烹飪小技巧

● 市售味噌種類眾多，有的偏甜，有的略鹹，可依自己喜好斟酌加鹽或糖調味。

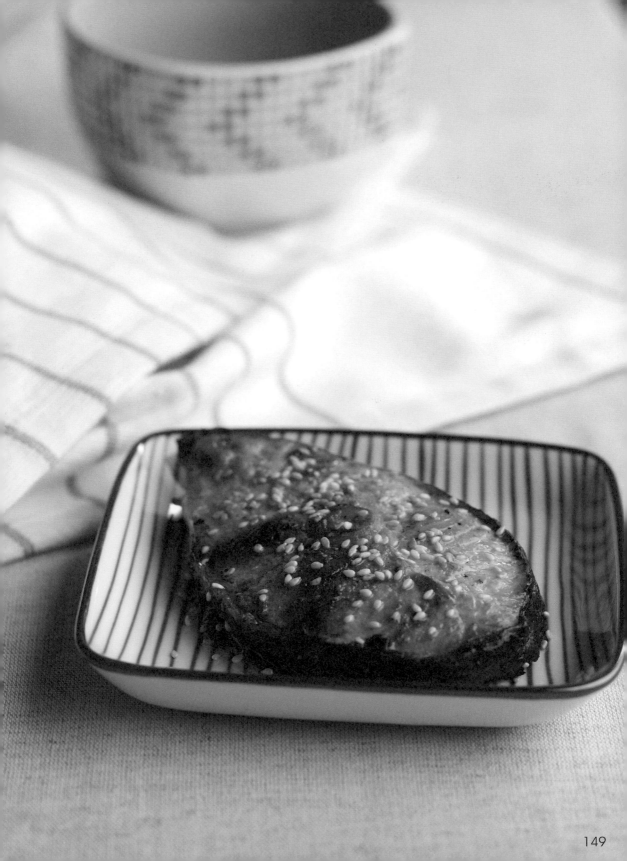

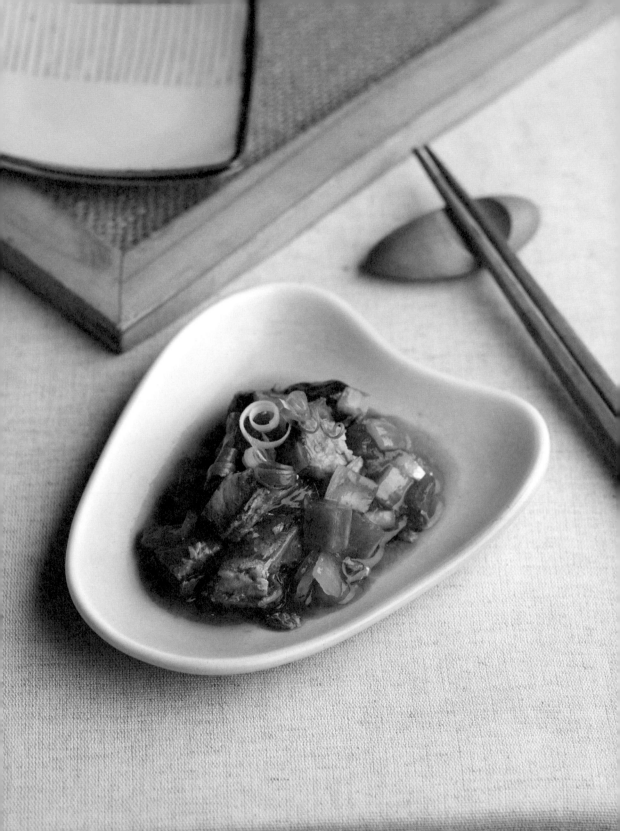

化骨茄汁秋刀魚

器具｜壓力鍋

【材料】

秋刀魚	1/3 或 1/2 尾
番茄	1/2 碗
洋蔥	1/4 碗
植物油	1/3 大匙

【調味料】

米酒	1 大匙
糖＆鹽	少許

【作法】

1 將秋刀魚去除魚頭、尾巴和內臟。

2 番茄及洋蔥去皮後，切小丁或磨泥皆可。

3 起油鍋，放入作法2拌炒均勻，續加入調味料及作法1，移至壓力鍋煮至軟爛。

健康小叮嚀

● 秋刀魚的魚刺小且多，一定要煮到魚骨入口即化，才不會有噎到或嗆傷的危險。

烹飪小技巧

● 若家中無壓力鍋，可用電鍋或瓦斯爐小火燉煮，但烹煮時間須在3小時以上，煮半小時，關火、加蓋燜半小時，再開小火煮半小時，再關火、加蓋燜半小時，如此反覆至可用筷子夾碎魚骨為止。

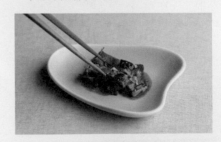

▲ 要煮到可用筷子夾碎魚骨才夠軟爛。

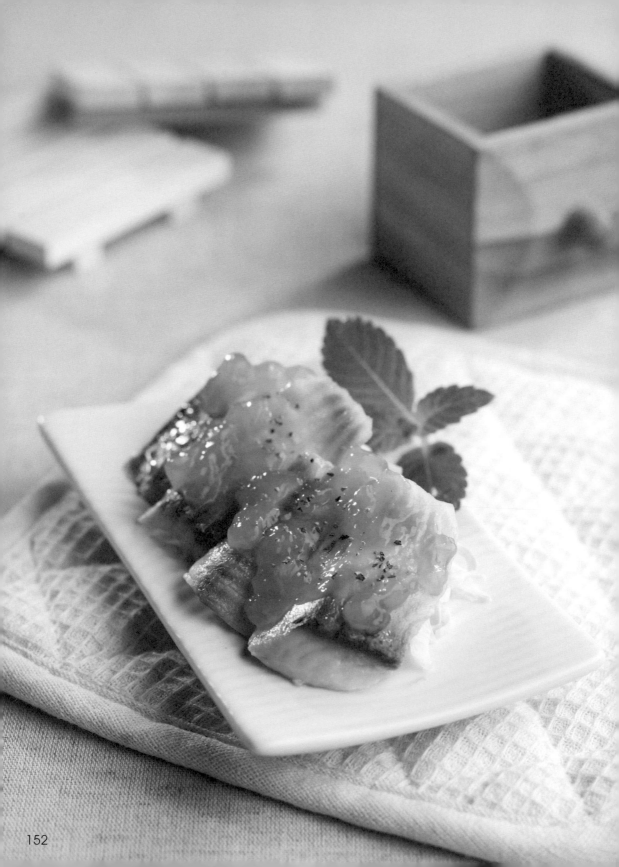

開胃主菜 芒果魚排

器具｜烤箱、瓦斯爐（或微波爐）

【材料】

鯛魚片 ⋯⋯⋯⋯⋯⋯⋯ 1/2 片

【調味料】

米酒 ⋯⋯⋯⋯⋯⋯⋯ 1/2 大匙

鹽 ⋯⋯⋯⋯⋯⋯⋯⋯ 少許

【芒果醬】

芒果肉 ⋯⋯⋯⋯⋯⋯ 1/2 碗

檸檬汁＆糖 ⋯⋯⋯⋯ 少許

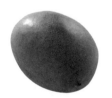

【作法】

1 將魚片放入調味料中，並用手輕輕搓揉使其入味，醃 10 分鐘。

2 芒果取果肉，用攪拌棒打成泥或切小丁。放入鍋中，加入檸檬汁及糖（依個人喜好添加）略煮一下。

3 將作法 1 放入預熱至 200℃ 的烤箱中，烤約 5 ～ 10 分鐘至熟，淋上作法 2 即可。

烹飪小技巧

● 芒果醬若份量不多，使用微波爐加熱即可。

● 魚肉也可用平底鍋加少許油煎熟。

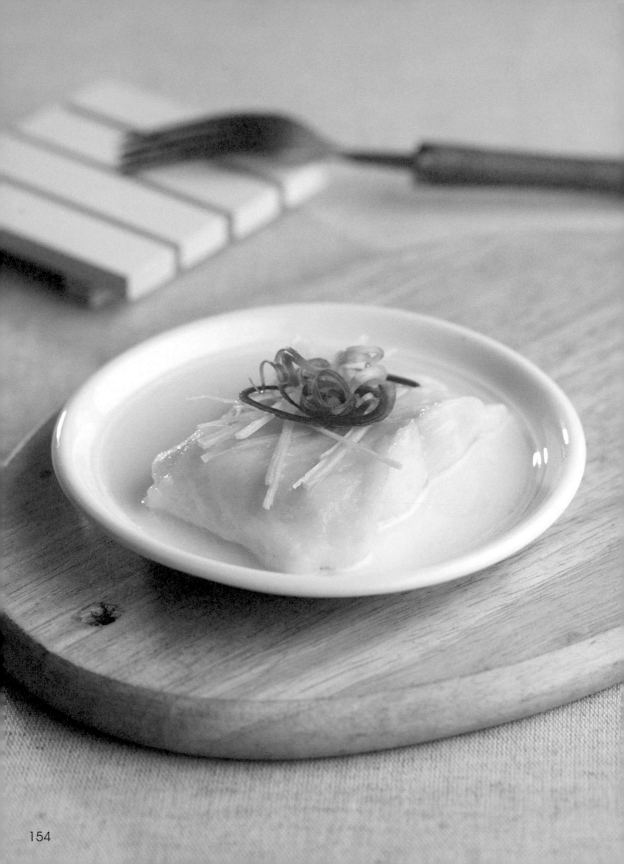

清蒸多利魚

器具｜電鍋

【材料】

多利魚片	1/3 ～ 1/2 片
蔥絲	1/4 大匙
薑絲	1/4 大匙
辣椒絲	少許

【調味料】

米酒	1/2 大匙
鹽	少許

【作法】

1 將魚片放入調味料中，並用手輕輕搓揉使其入味，放置醃約 10 分鐘。

2 蔥絲、辣椒絲放入熱水中汆燙殺菌。

3 取一盤子，薑絲鋪底，續將作法 1 放上，用電鍋蒸約 5 ～ 10 分鐘至熟，撒上作法 2 即可。

健康小提醒

● 在美國曾發生因生吃受污染的生蔥，引起多起的 A 型肝炎病例事件，故基於食品衛生考量，建議蔥絲、辣椒絲應熟食不要生吃，可用熱水汆燙，或起鍋前再放入並加熱 3 ～ 5 分鐘。

選購小秘訣

● 多利魚的正式名稱為「日本的鯛」，在高級餐廳的菜單中稱為魴魚，英文俗名為 John Dory，故又稱為「多利魚」。但坊間常看到的低價、去骨、去皮的多利魚，其實是東南亞、越南淡水養殖的低眼無齒䱛和博氏巨鯰（俗稱巴沙魚），肉質緊實 Q 彈，且價格實惠。

枸杞鮮蝦

器具｜電鍋

【材料】

草蝦	5 ～ 6 隻
枸杞	1/4 湯匙
薑片	1 片

【調味料】

米酒	1 大匙
鹽	少許

【作法】

1 草蝦洗淨，備用。

2 枸杞洗淨，並泡入米酒中。

3 盤中放入草蝦、薑片，淋上枸杞米酒水，撒少許鹽，整盤放入電鍋蒸約 5 ～ 10 分鐘即可。

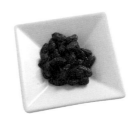

選購小秘訣

● 傳統市場上看到的活跳跳的蝦子，可能有加些許藥劑，使其興奮，不宜購買。

● 選購蝦子宜直接買冷凍蝦，包裝外盒無冰晶，蝦殼看起來晶亮，蝦肉透明度較高者為佳。

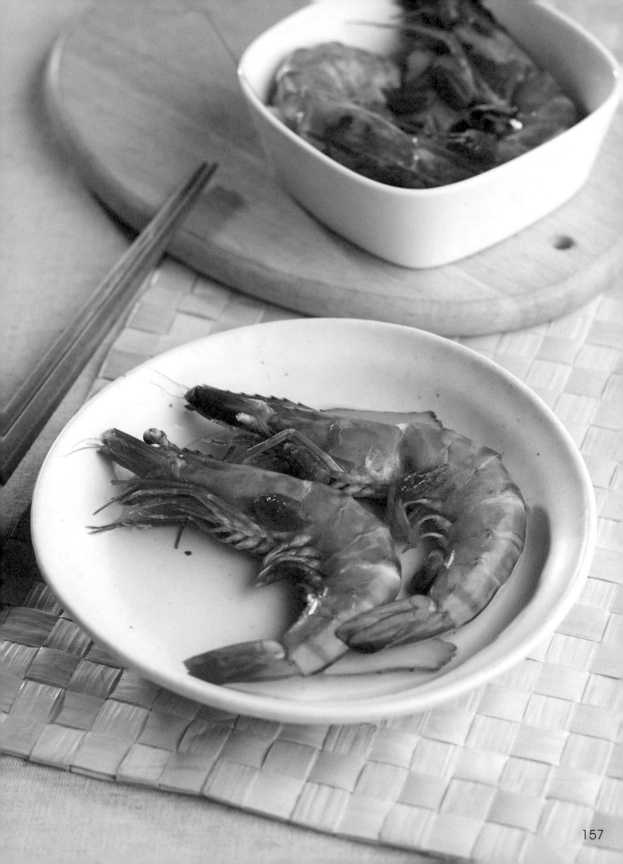

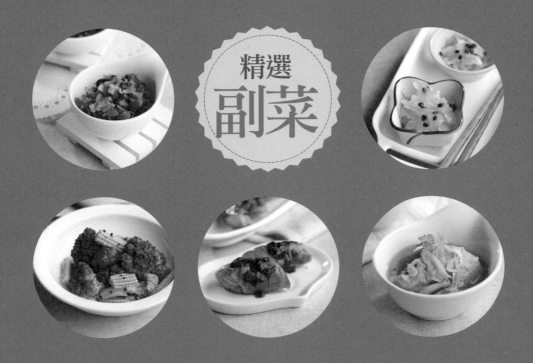

精選
副菜

精選副菜包含同樣可提供優質蛋白質的豆製品、蛋類，可補足主菜蛋白
量不足時使用；還有色彩鮮豔的蔬菜類，提供豐富的纖維素及抗氧化的
多種植化素；澱粉含量高的根莖類蔬菜，纖維及微量營養素皆優於精製
白米，可與白米飯替換食用。

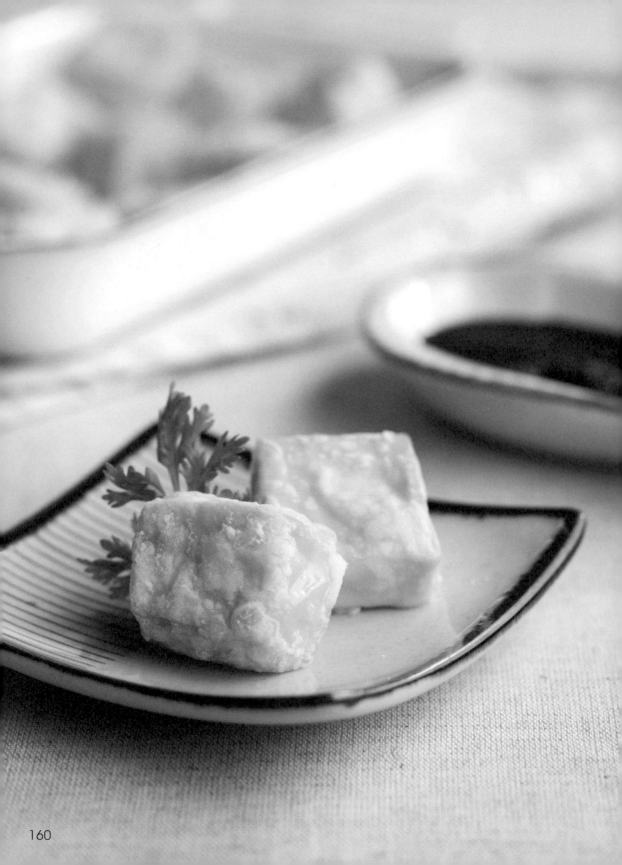

烤脆皮豆腐

器具 | 烤箱

【材料】

雞蛋豆腐 ——————————— 1 盒
太白粉 ——————————— 少許
植物油 ——————————— 1/2 大匙

【醬汁】

蒜泥 ——————————— 1/4 大匙
醬油 ——————————— 1 大匙

【作法】

1 豆腐切成一口大小,用餐巾紙吸乾多餘水分。

2 將作法 1 表面刷上植物油,再沾取薄薄一層太白粉。

3 將作法 2 放入預熱至 200℃ 的烤箱中(豆腐一塊塊分開,彼此間要有間隔),烤約 20 ～ 30 分鐘。

4 取出後,淋上混合好的醬汁,即可食用。

烹飪小技巧

● 豆腐保鮮期限短,容易腐敗,生豆腐若未一次煮完,可泡在冷開水中,用密封盒加蓋緊閉,能延長 2 ～ 3 天的使用期(最好每日換水);或是切塊冰冷凍,就變成凍豆腐啦!煮火鍋或湯品時皆可使用。

● **豆腐吸水法:**①豆腐切塊放在盤子中(一塊塊要分開),②傾斜盤子約 15 度,③底部鋪餐巾紙吸水,放置 15 ～ 20 分鐘(若夏季室溫較高,建議整盤放入冰箱)。

豆腐吸水法

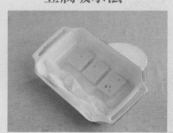

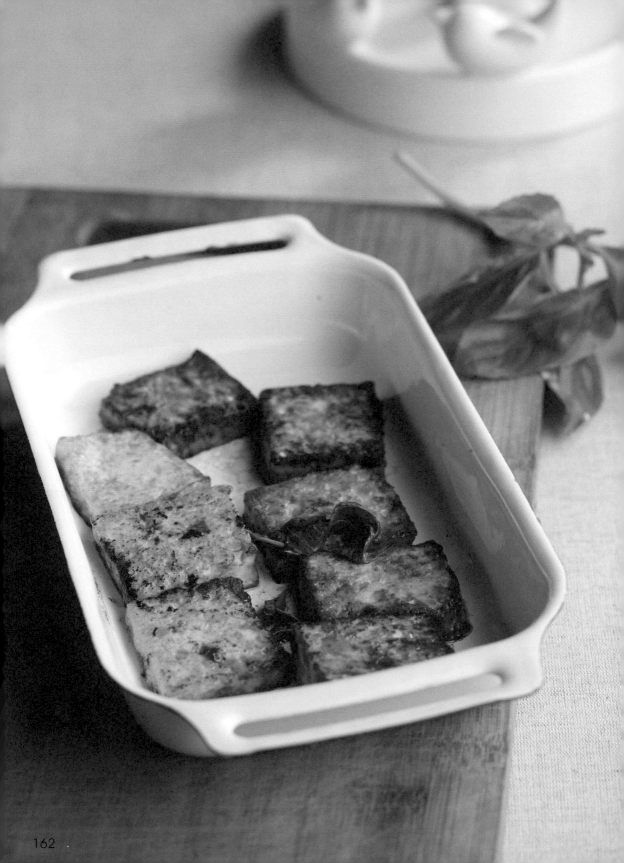

三杯豆腐

器具｜瓦斯爐

【材料】

板豆腐片	1/2 碗
薑片	1 片
九層塔葉	1/4 大匙
太白粉	少許
麻油	1/2 大匙
植物油	1/2 大匙

【調味料】

米酒	1 大匙
醬油	1 大匙
糖	1/4 大匙

【作法】

1 豆腐切成長方形片狀，用餐巾紙吸乾多餘水分。

2 將作法 1 表面沾取薄薄一層的太白粉。

3 鍋中放入 1/2 大匙植物油加熱，將作法 2 放入鍋中，煎至表面呈金黃色後盛起。

4 鍋子洗淨後，放入 1/2 大匙麻油加熱，爆香薑片，放入調味料及九層塔葉，炒勻後淋在作法 3 上即可食用。

烹飪小技巧

- 豆腐拌炒過度易破碎，所以動作要輕柔些。
- 麻油加熱過度會變苦，因此翻炒時動作要快。
- 豆腐可替換為豆乾或菇類（如新鮮香菇、杏鮑菇、猴頭菇等）、肉類（如田雞、雞肉、豬肉等）、海鮮（如中卷、花枝、透抽、蝦等）。
- 「三杯」主要是指米酒、醬油、麻油各一杯，也就是這三種調味料用量要一樣多，而純正的麻油香氣濃但不耐久煮，故可部分使用其他植物油替換。

PART 4　活力健康飲食*72*變

秋葵拌豆腐

器具｜瓦斯爐

【材料】

板豆腐塊 1/2 碗
秋葵 3 ～ 4 根
蒜末 少許
植物油 1/3 大匙

【調味料】

蠔油 1 大匙
鹽 少許

【作法】

1 豆腐隨意切成小塊狀後，用餐巾紙吸乾多餘水分。

2 秋葵表面抹少許鹽去除表面絨毛，用熱水汆燙後，橫切為星星狀。

3 起油鍋，爆香蒜末，將作法 1 放入，煎至表面略呈金黃色，續放入作法 2、調味料，炒勻、收汁後即可食用。

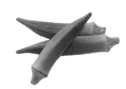

健康小叮嚀

● 秋葵含有鐵、鈣等多種微量營養素，其黏液的黏蛋白有保護胃壁的作用。本道料理是利用豆腐壓過秋葵黏液的黏稠感。

烹飪小技巧

● 也可將豆腐拌炒至碎，再和秋葵拌勻一起食用。

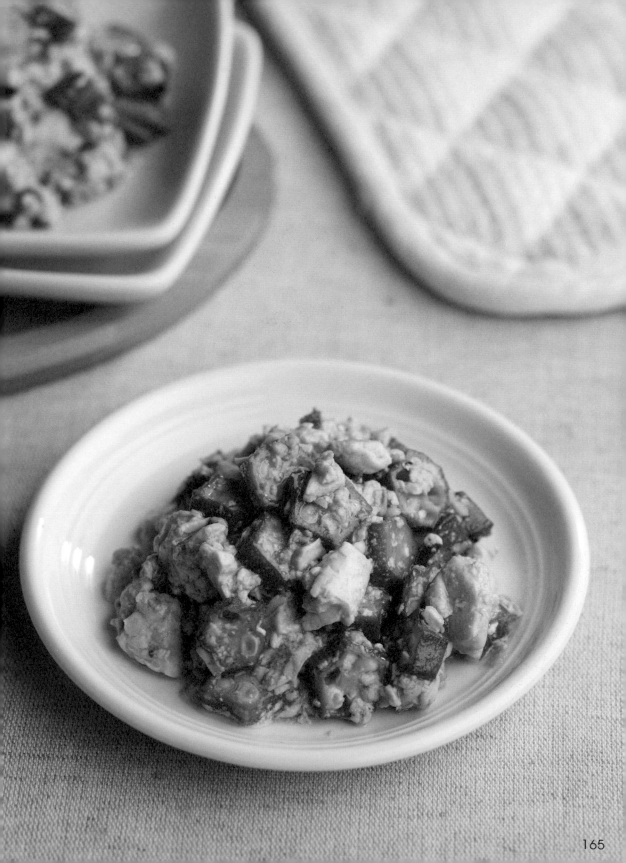

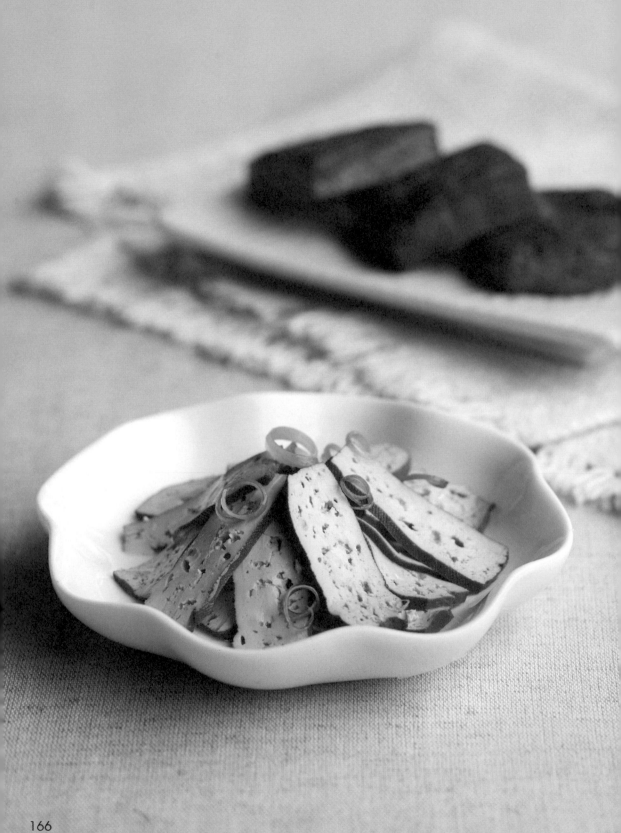

冷醃豆乾（10 人份）　　　　器具｜瓦斯爐

【材料】

五香豆乾 ————— 1 斤（600 公克）

香油 ————————————— 1/2 大匙

【滷汁】

八角 ————————————— 2 個

醬油 ————————————— 3 大匙

糖 —————————————— 1 大匙

水 —————————————— 2 碗

【作法】

1 豆乾先用滾水煮沸約 10 分鐘，撈起待涼後切成薄片狀，備用。

2 鍋中放入滷汁材料煮滾至糖融化後關火。

3 取一密封保鮮盒，放入作法 1 及作法 2（滷汁須淹過豆乾），置於冰箱冷藏室醃 12 小時以上。

4 食用前，取出退冰後，淋上香油即可。

健康小叮嚀

● 市售豆乾易有過氧化氫殘留的問題，加熱煮沸可減少其殘留。

烹飪小技巧

● 選購豆乾時，勿挑選顏色過白的豆乾，並且買回來後應馬上儲存於冰箱冷藏室中（豆乾的保存法請詳見第 53 頁）。

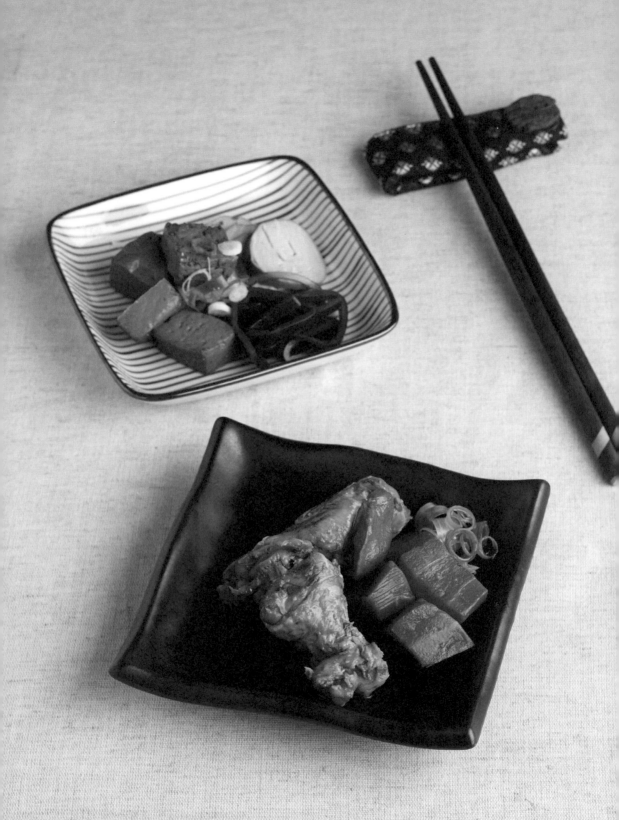

綜合滷味（10 人份）　器具｜瓦斯爐、壓力鍋或電鍋

【材料】

小豆乾	1/2 斤（300 公克）
素雞	1/2 斤（300 公克）
海帶	1/2 斤（300 公克）
紅蘿蔔	1 根
翅小腿	10 隻
蔥＆薑＆蒜	適量
植物油	1/3 大匙

【滷汁】

滷包	1 個
醬油	1/2 碗
糖	1 大匙
米酒	1 大匙
水	3 碗

健康小叮嚀

- 豆乾及素雞加熱煮沸是為了減少過氧化氫殘留。

選購小秘訣

- 滷包依其藥材比例不同，風味亦不同，可在超市、雜貨店或中藥行購買。

【作法】

1 豆乾、素雞先用滾水煮沸約 10 分鐘，撈起備用。

2 紅蘿蔔洗淨、削皮後，隨意切塊。

3 起油鍋，爆香蔥、薑、蒜，續放入翅小腿翻炒至變色，再放入豆乾、素雞、海帶、紅蘿蔔翻炒，接著加入醬油、糖，最後再放入米酒、水（須淹過所有食材）及滷包，小火煮至沸騰後，移至壓力鍋或電鍋繼續燉煮至入味。

烹飪小技巧

- 滷味食材亦可依喜好更換為蓮花干、水煮蛋、豬腱等。

- 翅小腿的肉質較 Q，若久煮仍不易咀嚼，可改用雞腿取代。

- 食材經過油炒、爆香後，能使其毛孔張開，較易吸收湯汁入味；醬油及糖和食材拌炒可使其上色，看起來較美味。

番茄炒蛋

精選副菜

器具｜瓦斯爐

【材料】

番茄	1 顆
蛋	1 顆
蔥	少許
植物油	1/3 大匙

【調味料】

番茄醬	1 大匙
糖	少許

【作法】

1 番茄洗淨、去蒂頭後，切成小丁狀。

2 打蛋入碗中，用筷子略攪拌一下。

3 起油鍋，爆香蔥末，放入作法1拌炒均勻，續加入作法2、調味料拌勻即可。

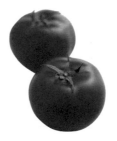

健康小叮嚀

● 番茄中含有大量茄紅素，具高抗氧化能力，可防癌、保護心血管健康。

烹飪小技巧

● 番茄醬本身帶鹹味，若不喜歡其酸味，也可改用少許鹽替換。

吃出軟食力｜好入口＆好吸收 活力健康飲食72變

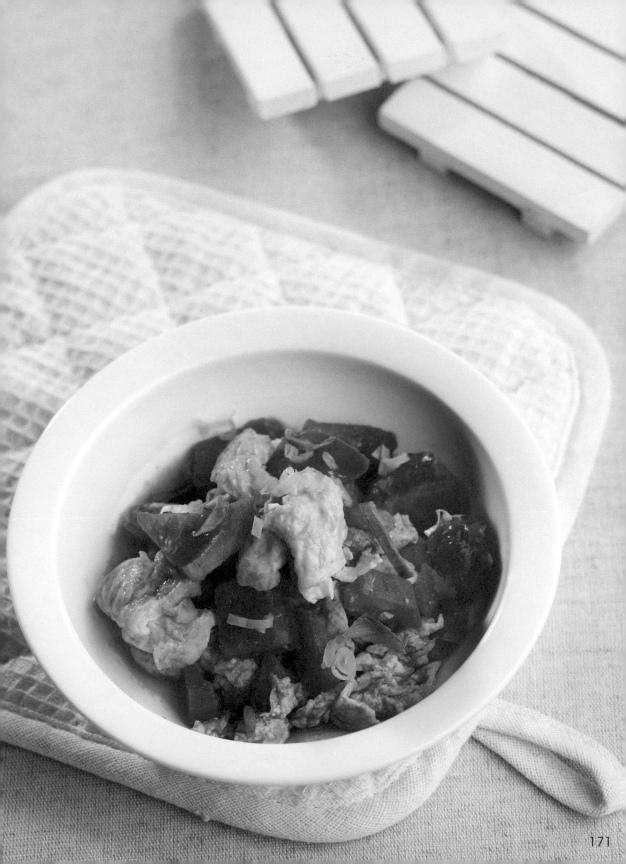

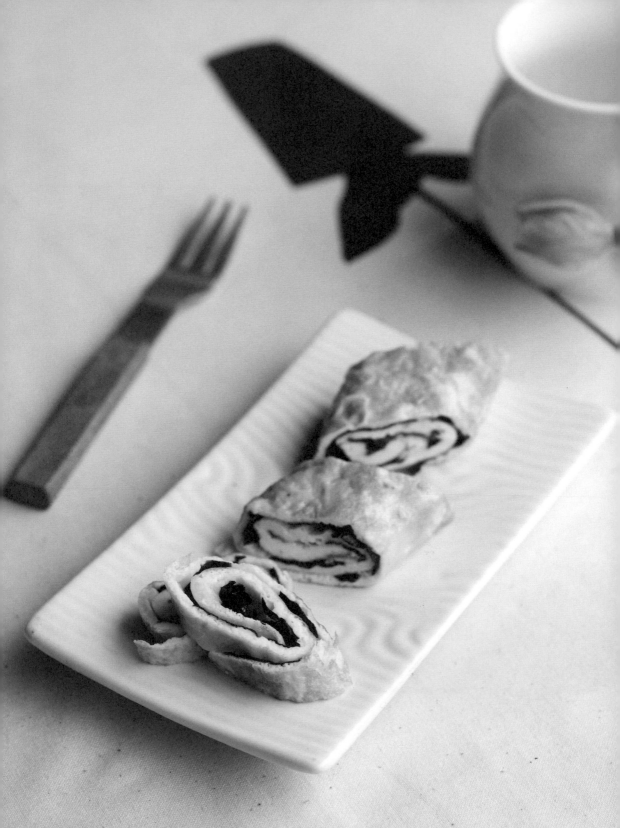

精選
副菜 **海苔蛋捲**

器具 | 瓦斯爐

【材料】

海苔	1 片
蛋	1 顆
牛奶	1 大匙
植物油	1/3 大匙

【作法】

1 海苔用手或食物剪刀撕成細碎狀。

2 打蛋入碗中，加入牛奶，用筷子攪拌均勻。

3 起油鍋，將作法 2 煎成蛋皮，均勻鋪上作法 1，再捲成蛋捲狀，食用前切斜片即可。

健康小叮嚀

● 市售海苔片多半已有調味，因此不需要再額外添加調味料。

烹飪小技巧

● 添加牛奶可讓蛋捲吃起來更滑順。

● 海苔片若整片鋪上，咀嚼時較不易咬斷，且容易整片黏在口腔內部，故建議先剪碎。

剪碎海苔的小技巧

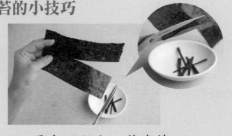

1 一手抓住海苔尾端，一手持剪刀橫向剪過去，但不要剪到底。

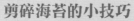

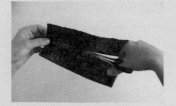

2 再由下往上，將海苔剪成細條狀。

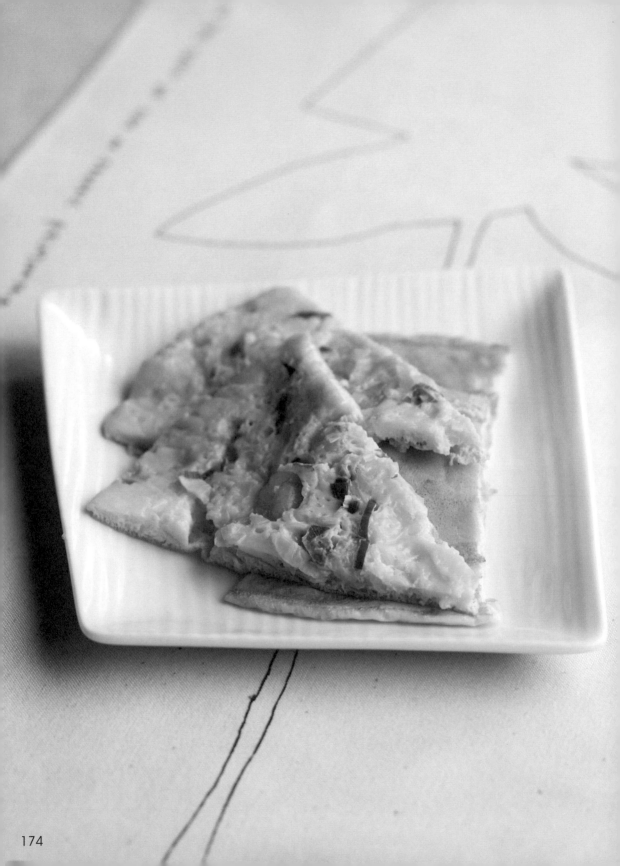

高麗菜蝦仁烘蛋

器具｜瓦斯爐

【材料】

蛋	1 顆
高麗菜末	2 大匙
	（約 10～15 公克）
去殼蝦仁	2 大匙
蔥末	少許
植物油	1/3 大匙

【調味料】

水	1 大匙
鹽&米酒	少許

【作法】

1 高麗菜洗淨後切成細碎狀。

2 蝦仁切成一口大小。

3 打蛋入碗中，加入作法1及調味料，用筷子攪拌均勻至略起泡。

4 起油鍋，將作法3倒入鍋中，均勻鋪上蝦仁及蔥末，蓋鍋蓋燜煎至膨脹後，翻面煎熟後盛起。

烹飪小技巧

● 高麗菜受熱後易出水，使蛋較不易成型，可調整水用量或炒成散蛋。

● 打蛋時，將空氣打入蛋液中，烘蛋的效果較佳。

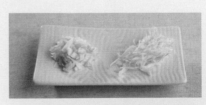

▲ 高麗菜要切成細絲或細碎狀才能較快煮軟，也比較容易咀嚼。

五彩蟹肉凍（約 10 人份）　　器具｜電鍋

【材料】

玉米筍	3 ～ 4 條
綠花椰菜	3 ～ 4 小朵
紫山藥	約 1/4 碗
新鮮香菇丁	約 1/4 碗
紅蘿蔔丁	約 1/4 碗
蟹管肉	1/2 碗

【凍汁】

洋菜粉	1 小包（10 公克）
水	4 碗

【醬汁】

柳橙汁	1 大匙
醬油	1 大匙

【作法】

1 玉米筍、綠花椰菜、紫山藥、新鮮香菇、紅蘿蔔皆洗淨後切成小丁狀，放入電鍋蒸熟。

2 蟹管肉用熱水汆燙後，備用。

3 鍋中放入 4 碗水加熱，水滾後，放入洋菜粉溶解均勻。

4 取一個適當容器（不鏽鋼、玻璃、瓷器皆可），將所有食材陸續排放堆疊，每放好一種食材，就淋上少許凍汁，完成後稍加搖晃、震動，以排出空氣，加蓋，放置冰箱冷藏室冷卻。

5 結凍後，取出切塊，淋上混合好的醬汁即可食用。

烹飪小技巧

● 洋菜可替換為吉利丁，口感較 Q 軟。水分及洋菜的比例都會影響成品的軟硬度，可依個人喜好調整。

● 醬汁可改用百香果汁或水果醋或柚子醬油，主要是略酸、甜、鹹的味道，在夏季食用最開胃。

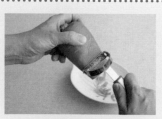

▲ 如不喜歡某類蔬菜的口感，刨成絲後再煮，口感會更細緻。

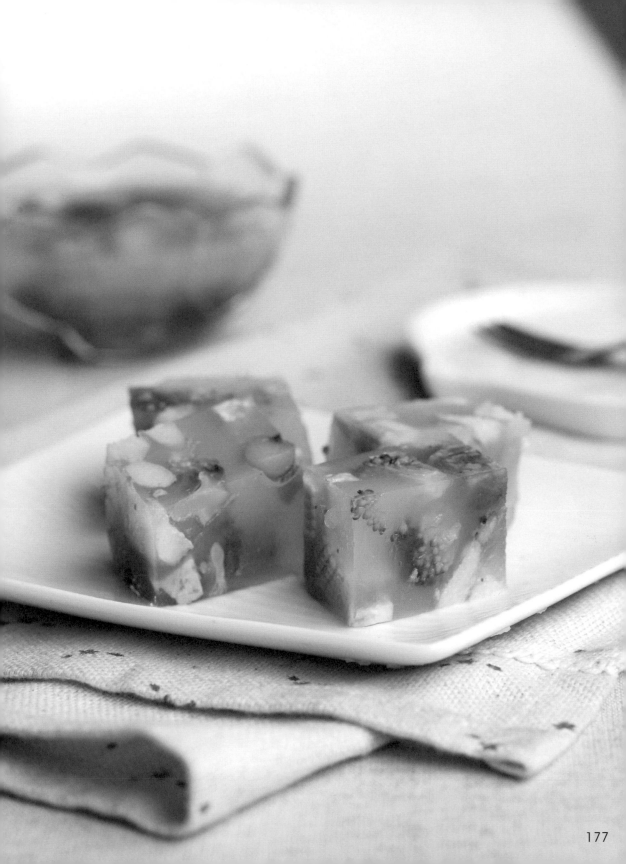

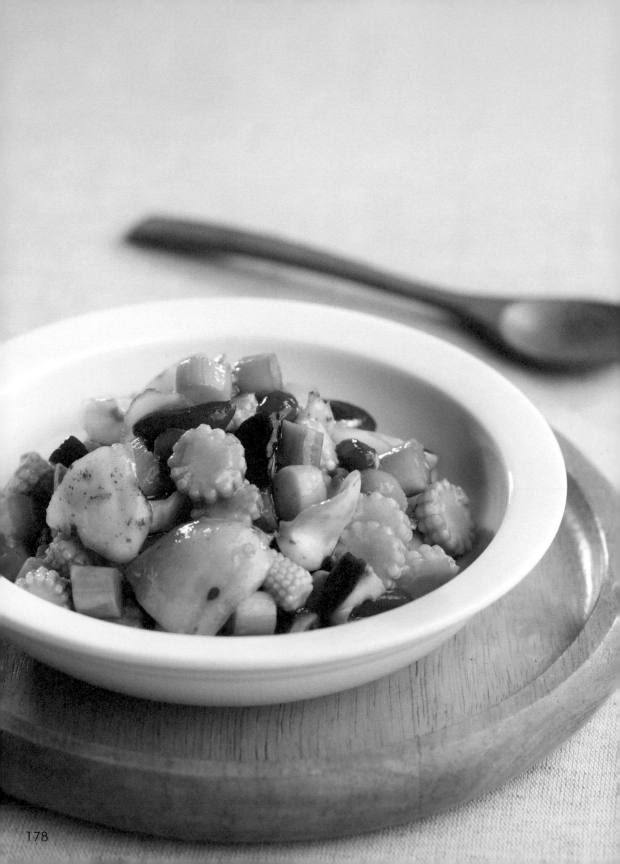

彩蔬炒百合

器具｜瓦斯爐

【材料】

玉米筍	2 ～ 3 條
蘆筍	2 ～ 3 條
新鮮百合	約 1/4 碗
新鮮香菇丁	約 1/4 碗
枸杞	1/4 湯匙
蒜末	少許
植物油	1/3 大匙

【調味料】

蠔油	1 大匙

【作法】

1 玉米筍、蘆筍、香菇皆洗淨後、切成小丁狀，再用熱水汆燙，備用。

2 百合用手掰成片狀後洗淨。

3 枸杞略洗一下，用少量熱開水泡開。

4 起油鍋，爆香蒜末，放入作法1拌炒均勻，續加入作法2、作法3、調味料拌勻即可。

選購小秘訣

● 新鮮百合可在某些傳統市場，或在超市、大賣場買到真空包裝的百合。也可使用中藥行買到的乾百合，泡熱水後，再用滾水燙一下，可減少其微酸的味道。百合不耐久煮且易碎，建議起鍋前才拌入。

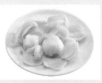

▲ 百合宜煮前再剝開清洗，以免洗後不易保存。

烹飪小技巧

● 蘆筍有細蘆筍及粗蘆筍，粗蘆筍表皮的纖維較粗，可用削皮刀刮除。

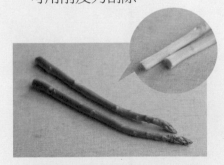

▲ 蘆筍表皮纖維較粗，尤其靠近底部位置，建議煮前先削除表皮。

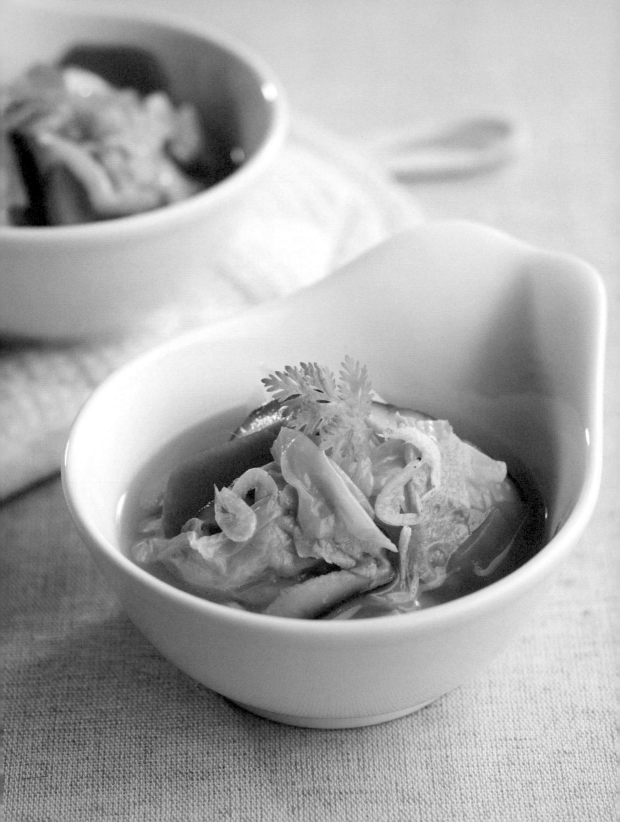

白菜滷

精選 副菜

器具｜瓦斯爐、電鍋

【材料】

大白菜	2 碗（約 200 公克）
紅蘿蔔	1/3 條
新鮮香菇	2 ～ 3 朵
乾豆皮	1 張（約 10 公克）
蝦米	1/4 湯匙
植物油	1/3 大匙

【調味料】

糖＆鹽	少許
水	1/2 碗

【作法】

1 大白菜洗淨後用手剝成小片狀；紅蘿蔔、香菇切薄片；豆皮切成易入口大小。

2 起油鍋，炒香蝦米、香菇，續放入紅蘿蔔、大白菜及乾豆皮，加入調味料拌勻。

3 將作法 2 移入電鍋蒸約 20 ～ 30 分鐘即可。

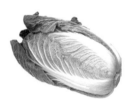

烹飪小技巧

● 大白菜容易出水，且加熱後收縮較嚴重，故準備的份量須較其他蔬菜多些。

● 大白菜可替換為高麗菜、冬瓜、胡瓜等，也可外加雞腿、肉類等。一次準備份量可多些，煮熟後分裝冷藏，食用前再用電鍋復熱即可。

青醬烤茄子

精選 副菜

【材料】

茄子 ——————— 1 根（約手臂長）

【調味料】

醬油膏 ————————————— 1/2 大匙

植物油 ————————————— 1/3 大匙

【青醬】

九層塔 ————————————————— 1 碗

蒜末 ————————————————— 少許

堅果 ————————————————— 1/2 大匙

【作法】

1 茄子洗淨後，切掉蒂頭及尾端，表皮用刀劃成網狀，再斜切約 2 ～ 3 公分小段，泡鹽水後瀝乾。

2 九層塔取葉子洗淨，放入果汁機中，續放入蒜末、堅果，攪打成泥狀後取出，即成青醬。

3 將作法 2 與調味料混勻，塗抹在茄子上，放入已預熱 200℃的烤箱，烤約 5 ～ 8 分鐘即可。

健康小叮嚀

● 茄子含有維生素 A、B 群、C 及 P 等營養素，紫色外皮也含有多酚類抗氧化物質。

烹飪小技巧

● 茄子表皮劃開，較易使醬汁入味且易咀嚼；泡鹽水是防止茄肉變黑。若不敢吃茄子，也可將茄子替換成杏鮑菇。

● 堅果可用家裡現有的，花生、杏仁、核桃或綜合堅果皆可。西餐廳一般是使用松子，但價格較昂貴些。若果汁機的馬達夠力，可把九層塔和堅果一起打。將堅果若無法打成粉末狀，購買現成的無糖花生粉取代亦可。

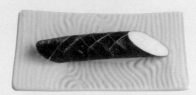

▲ 劃開茄子表皮後再煮，會比較入味、好咀嚼。

吃出軟食力｜好入口&好吸收 活力健康飲食 72 變

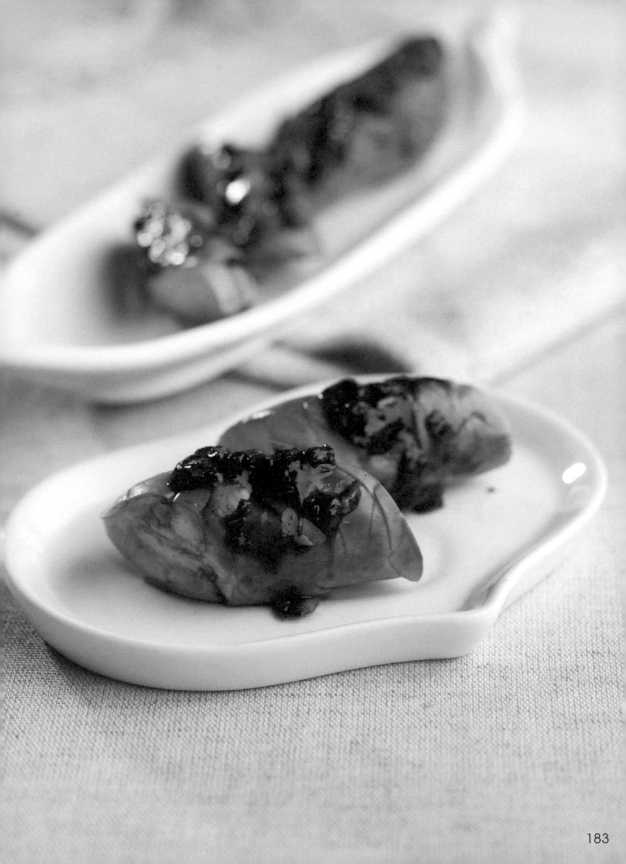

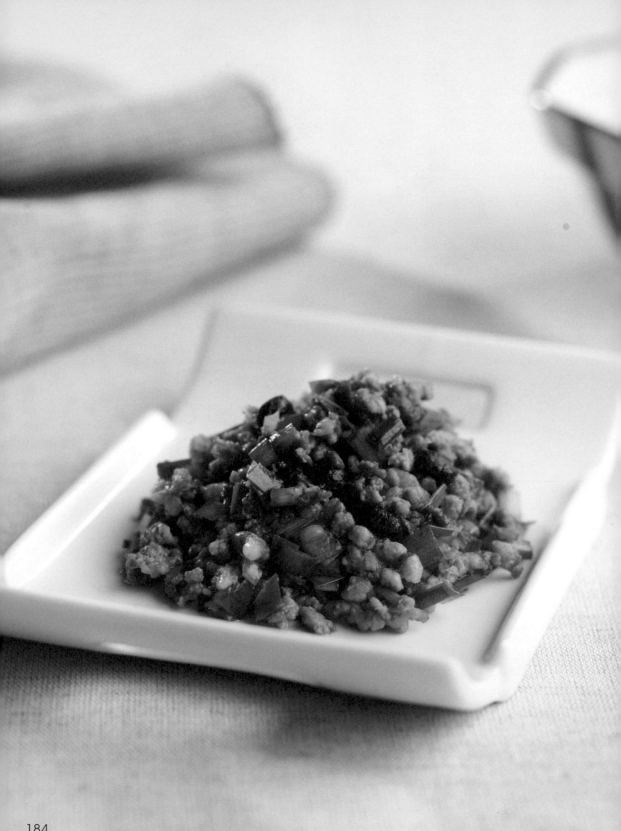

蒼蠅頭

器具｜瓦斯爐

【材料】

韭菜末	1/2 碗
絞肉	2 大匙
豆豉	少許
植物油	1/3 大匙

【調味料】

米酒	1/4 大匙
糖＆醬油	少許

【作法】

1 韭菜洗淨、切細碎。

2 豆豉洗淨，泡水約 3 分鐘，減少鹹味，瀝乾水分。

3 起油鍋，放入絞肉，炒至變色，盛起。

4 加熱同一油鍋，將豆豉炒香，續加入韭菜末、絞肉、調味料拌炒均勻即可。

健康小叮嚀

● 豆豉鹽分高，醬油量不宜太多。

選購小秘訣

● 韭菜一年四季皆有，而韭菜花產季在 8 ～ 10 月，盛產時可使用韭菜花，風味更佳。

烹飪小技巧

● 喜歡吃辣者，可再加些新鮮辣椒，更下飯。

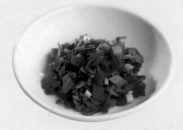

▲ 韭菜纖維質豐富，可幫助排泄，只要切細碎後再煮，就不用擔心咬不爛、吞不下。

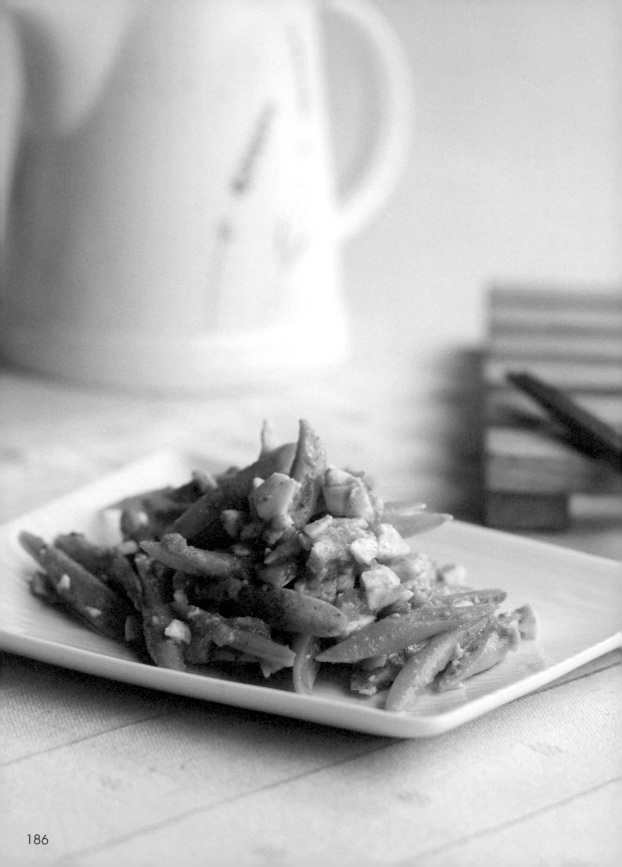

金沙四季豆

器具｜瓦斯爐

【材料】

四季豆	1 碗
鹹蛋	1/2 顆
蒜末	少許
植物油	1/3 大匙

【作法】

1 四季豆去除粗纖維，斜切成小段，用熱水汆燙至軟後備用。

2 將鹹蛋黃及鹹蛋白分別用湯匙挖出後切碎，分開放置。

3 起油鍋，將鹹蛋黃炒至略起泡，續加入作法 1、蒜末、鹹蛋白拌炒即可。

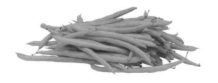

健康小叮嚀

● 鹹蛋本身鹽分高，因此不需要再額外添加調味料。

烹飪小技巧

● 四季豆可換成苦瓜、筊白筍、秋葵、杏鮑菇、南瓜等。

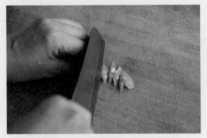

▲ 四季豆、豌豆片之類的蔬菜纖維豐富，不易咬斷，煮前先斜切成小段或小片切斷其纖維，較易咀嚼。

番茄玉筍青花菜

器具｜電鍋

【材料】

小番茄	2 顆
綠花椰菜（青花菜）	1/2 碗
玉米筍	1 ～ 2 條
磨碎熟黑芝麻粒	少許

【凍汁】

糖＆醬油＆鹽＆香油	少許

【作法】

1 綠花椰菜削去粗纖維，切成小段（易入口大小）；玉米筍洗淨後對剖、切小塊。

2 小番茄洗淨、去蒂，底部用刀子輕劃十字，蒸好時較易去皮。

3 電鍋外鍋加 1/2 杯水，預熱至外鍋水滾、蒸氣冒出，將作法 1 和作法 2 放入蒸盤中，入電鍋蒸約 6 ～ 8 分鐘。

4 蒸好後，拿掉番茄皮。全部材料加入調味料拌勻，撒上黑芝麻即可。

烹飪小技巧

- 黑芝麻粒使用前再磨碎（可用杵或湯匙壓碎），香氣會較使用芝麻粉更佳。

- 小番茄蒸軟後，易入口且甜味增加；但若喜歡吃新鮮、整顆的口感，也可待綠花椰菜及玉米筍蒸熟後，再和調味料一起拌入。

- 這是一道簡易的溫沙拉，也可將醬汁換成和風沙拉醬或優格。

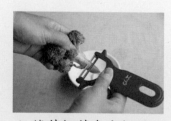

▲ 綠花椰菜表皮粗硬，先削掉表皮後再烹調才容易咀嚼。

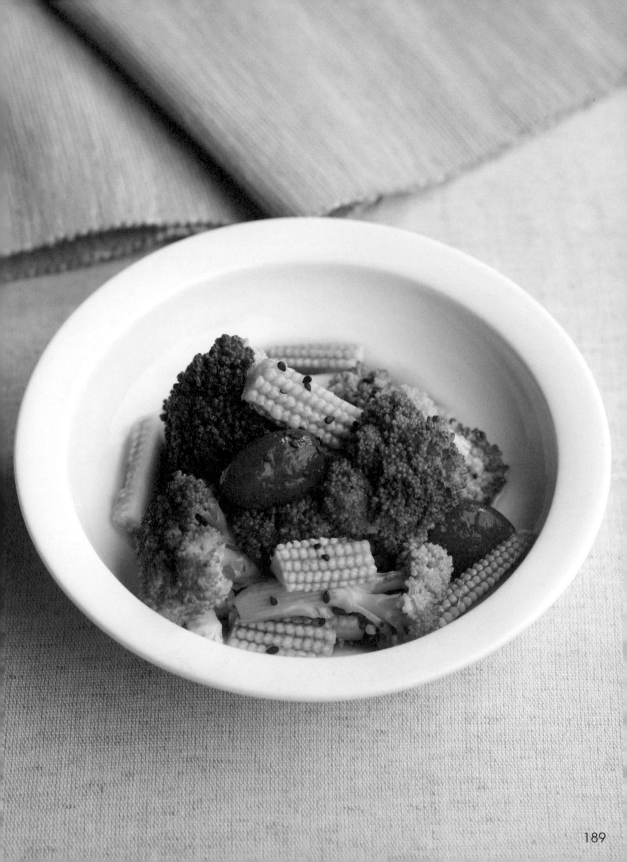

柴魚芥藍菜

器具｜電鍋

【材料】

芥藍菜 ⋯⋯⋯⋯⋯⋯⋯⋯⋯⋯ 1 碗
柴魚 ⋯⋯⋯⋯⋯⋯⋯⋯⋯⋯ 1 大匙

【調味料】

醬油 ⋯⋯⋯⋯⋯⋯⋯⋯⋯ 1/2 大匙
糖＆香油 ⋯⋯⋯⋯⋯⋯⋯⋯ 少許

【作法】

1 芥藍菜洗淨後切成小段，梗及葉分開放置。

2 電鍋先預熱，將菜梗放入蒸盤中，入電鍋蒸約 5 分鐘，再放入菜葉及調味料蒸 1 分鐘。

3 將柴魚放入烤箱中烤乾水分（或微波 30 秒），捏碎後撒在作法 2 上即可。

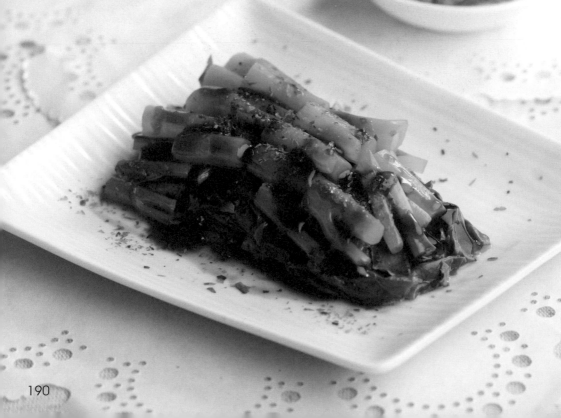

健康小叮嚀

- 芥藍菜含有葉黃素、鈣、鐵等微量營養素，是營養價值高的蔬菜，但因吃起來有微澀的苦味，許多人不喜歡。若大量購買時，可先洗淨切段後，梗和葉分別用熱水殺菁後泡冰水，瀝乾水分後，以密封袋分別裝好平鋪置於冷凍庫，食用前再用電鍋或微波爐加熱並調味，如此可降低苦澀味，減少烹調時間，同時菜梗的口感也會較軟、易咀嚼。

烹飪小技巧

- 整片的柴魚食用時易黏在口腔內部造成不適，因此烤乾後捏碎成粉狀，香氣重且易入口。
- 蒸的蔬菜比水煮方式可保留更多營養素，但建議蒸時，鍋蓋留一些縫隙讓蒸氣散出，避免長時間高溫蒸煮會令蔬菜變黃。
- 芥藍菜可替換菠菜、秋葵、過貓、水蓮、高麗菜等蔬菜。

自製柴魚粉的小訣竅

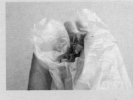

1 拿一個乾淨塑膠袋裝入烤乾的柴魚片。

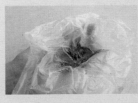

2 柴魚片連塑膠袋用手捏碎。

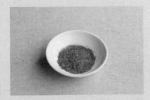

3 將柴魚片捏成粉末狀為止。

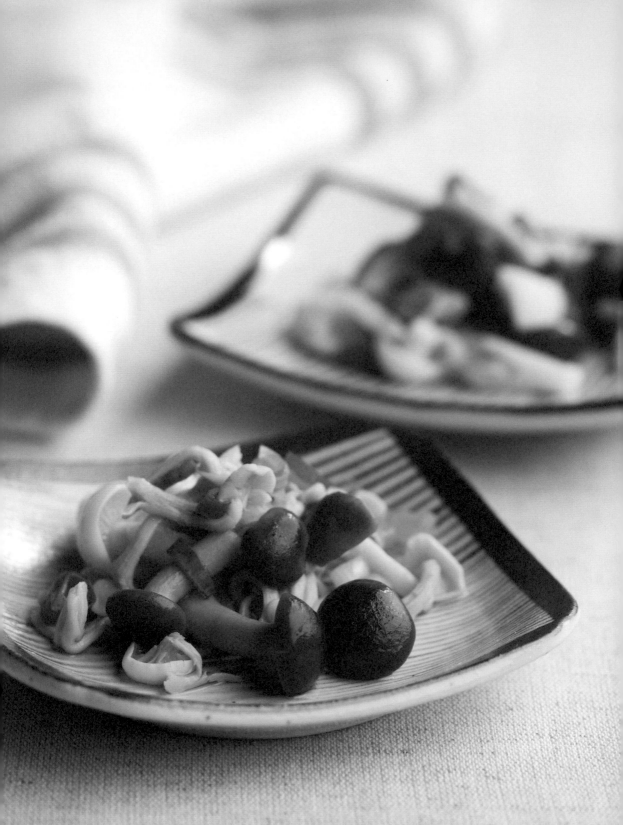

精選 副菜 蒸百菇

器具｜電鍋

【材料】

菇類隨意搭配 ———————— 1 碗

（新鮮香菇、蘑菇、舞菇、鴻喜
菇、杏鮑菇等）

【調味料】

醬油 —————————————— 1/2 大匙

醋 —————————————————— 1/4 大匙

米酒 ——————————————— 1/4 大匙

蒜泥＆香油 ———————————— 少許

選購小秘訣

● 購買菇類時，須注意包裝
要密封無破洞。開封後未
煮完的菇，建議改用密封
袋裝好，可延長放置冷藏
的保存時間。

【作法】

1 菇類洗淨後，切成小塊備用。

2 電鍋先預熱，將作法 1 放入電
鍋蒸約 10 分鐘；淋上混合好
的調味料後，再續蒸 1 分鐘即
可。

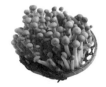

PART 4 活力健康飲食 *72* 變

芝麻醬拌時蔬

器具｜電鍋、瓦斯爐

【材料】

蘆筍	2～3條
山藥	1/4 碗
紅椒	1/4 碗
黃椒	1/4 碗
植物油	適量

【調味料】

芝麻醬	1 大匙
開水	1 大匙
醬油	1/2 大匙
白醋	1/4 大匙
糖＆蒜泥	少許

【作法】

1 蘆筍洗淨、去除根部粗纖維，切2～3段。

2 山藥洗淨、削皮後，切同蘆筍長度之細長條狀。

3 紅椒、黃椒洗淨、剖半、去蒂頭及籽後橫切，切成同蘆筍長度的細長條狀。

4 電鍋預熱，將作法1、作法2及作法3分別置於碗中蒸熟（因食材蒸至熟軟的時間略有不同，故分別放置）。

5 將蒸好的作法1、作法2及作法3，交錯放置擺盤。

6 鍋中放油加熱，炒香芝麻醬及其他調味料拌勻，即可淋在作法5上。

烹飪小技巧

- 芝麻醬勿加熱時間過久，會有苦味。
- 調味料可一次準備大量，再分裝冷藏，可作為麻醬麵或涼拌菜、涼拌雞絲時使用。
- 山藥選擇紫山藥、白山藥皆可，或兩者合併使用，色彩更繽紛。

吃出軟食力　好入口＆好吸收 活力健康飲食72變

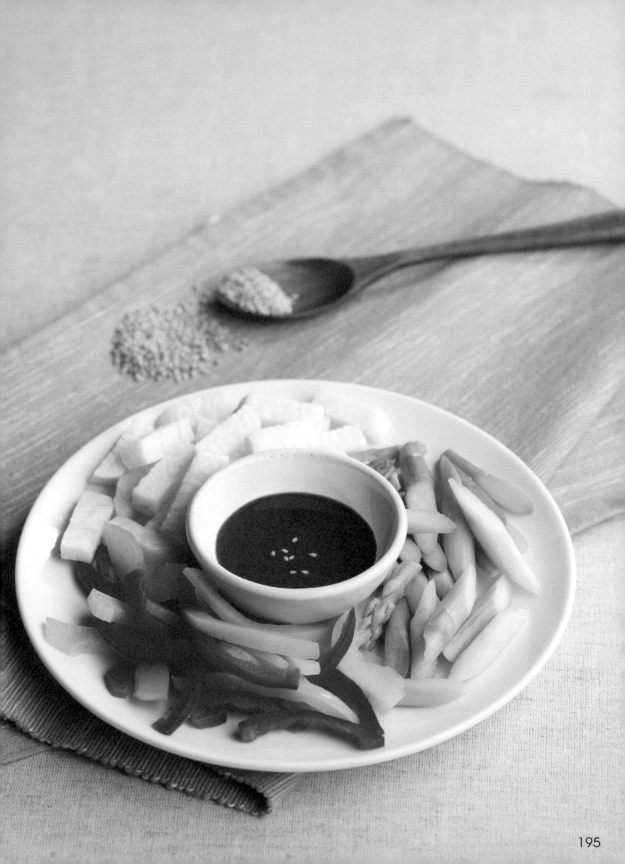

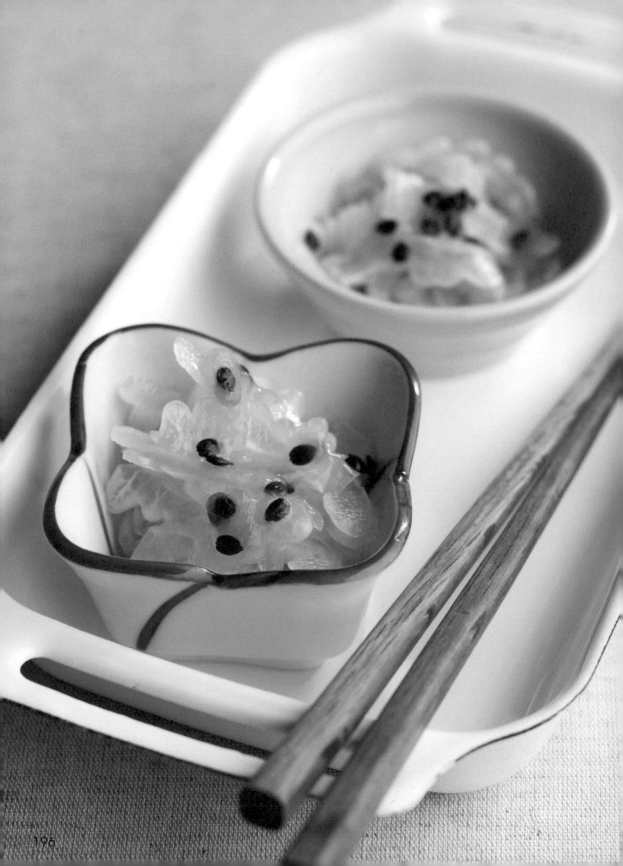

百香果拌苦瓜

器具｜瓦斯爐

【材料】

苦瓜 ————————————— 1 碗

【調味料】

百香果 ———————————— 3 顆
蜂蜜 ————————————— 適量

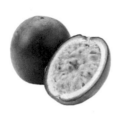

【作法】

1 苦瓜洗淨，去籽、去囊後切薄
　片，用熱水汆燙後，立即泡冰
　水冰鎮，再瀝乾水分。

2 百香果切開取汁，視喜好加入
　蜂蜜調整甜度。

3 將作法 2 淋在作法 1 上即可。

烹飪小技巧

- 苦瓜可使用白苦瓜或青苦瓜皆可，但處理苦瓜時，一定要將
　籽連同較軟的部位全部切除（苦味來源），只留最外層半透
　瓜肉。

- 若想要更入味，可將苦瓜泡在百香果汁中，冷藏放置隔夜。

- 百香果汁可一次準備大量，取汁後用濾網去籽，不加糖及蜂
　蜜，直接分裝於製冰盒中冷凍，可煮雞肉、涼拌青木瓜或調
　果汁、做甜點用。

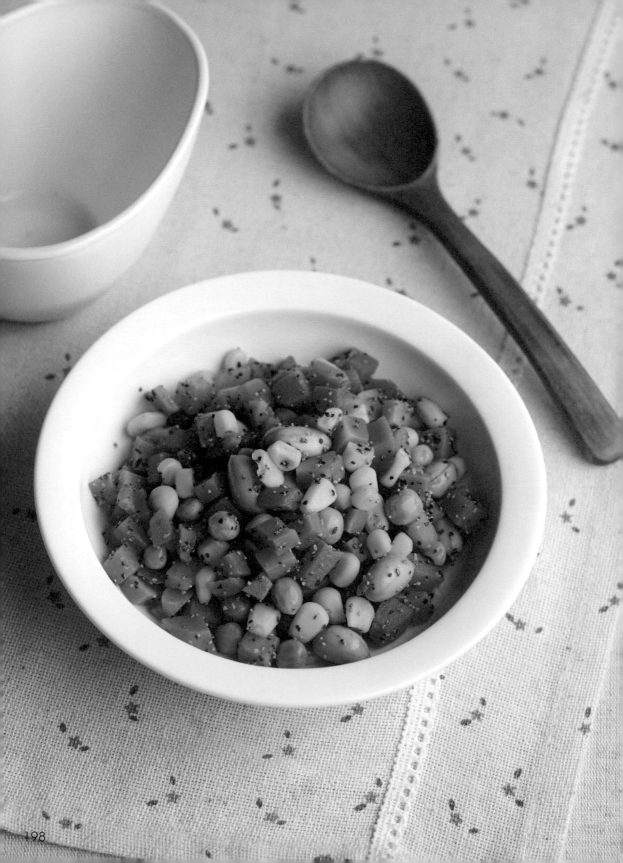

涼拌花生

器具｜壓力鍋

【材料】

新鮮（帶殼）花生 ———————— 1 碗

冷凍三色蔬菜 ————————— 1/2 碗

【調味料】

鹽＆黑胡椒 ———————————— 少許

【作法】

1 新鮮花生洗淨，放入壓力鍋
中，加水至水面淹過花生，煮
至軟爛，去殼取出花生仁。

2 冷凍三色蔬菜用滾水汆燙至
軟，濾乾後，加入作法 1、調
味料混和拌勻即可。

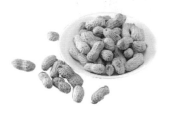

烹飪小技巧

● 花生水煮至軟的時間較
長，建議使用壓力鍋烹
煮。

● 冷凍三色蔬菜也可換成其
他蔬菜（如小黃瓜、馬鈴
薯等），只要切成小丁狀
煮熟即可。

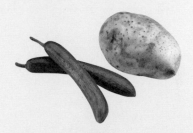

▲ 小黃瓜、馬鈴薯切小丁後再
加熱更容易入口。

● 冷凍三色蔬菜中的青豆仁
若顆粒感太重，可不食
用，另外增加或更換其他
種類的蔬菜。

PART 4 ｜ 活力健康飲食*72*變

莎莎醬花豆

器具｜電鍋或壓力鍋、瓦斯爐

【材料】

新鮮花豆（大紅豆）———— 1 湯匙
番茄 ———————————— 1/2 顆
洋蔥 ———————————— 1/4 顆
蒜末 ———————————— 少許
植物油 ———————————— 1/3 大匙

【調味料】

番茄醬 ———————————— 1/3 大匙
鹽＆胡椒 ———————————— 少許

【作法】

1 新鮮花豆洗淨，放入電鍋或壓力鍋中，加水至水面淹過花豆，煮至軟爛。

2 番茄、洋蔥皆洗淨、切末，備用。

3 起油鍋，爆香蒜末，續加入洋蔥炒至透明，再加入作法 1 及番茄、調味料，拌炒收汁即可。

健康小叮嚀

● 花豆和紅豆同樣有消除水腫、去腳氣的作用，一般都做成甜點食用，但本道料理搭配洋蔥及番茄，既開胃又下飯。

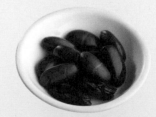

▲ 花豆不易煮爛，建議善用電鍋或壓力鍋悶煮。

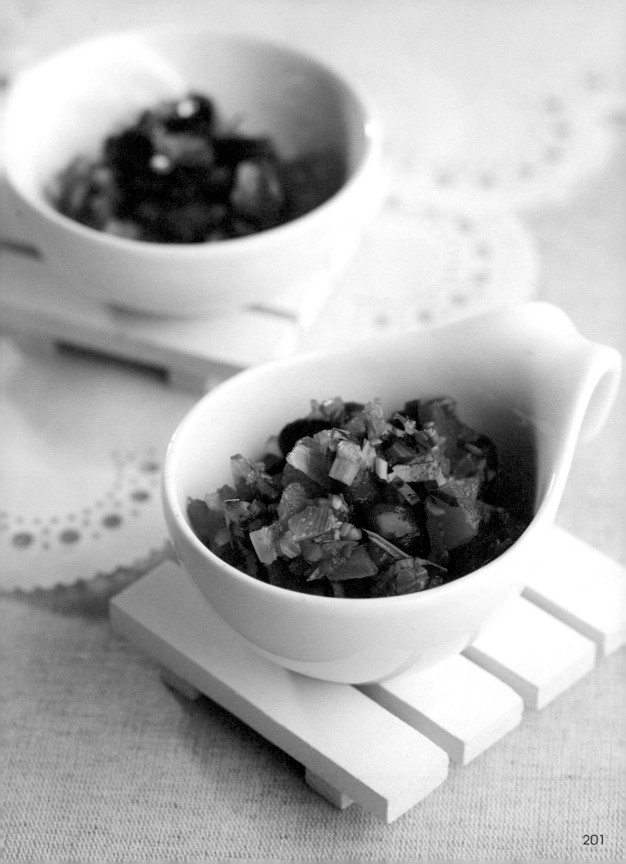

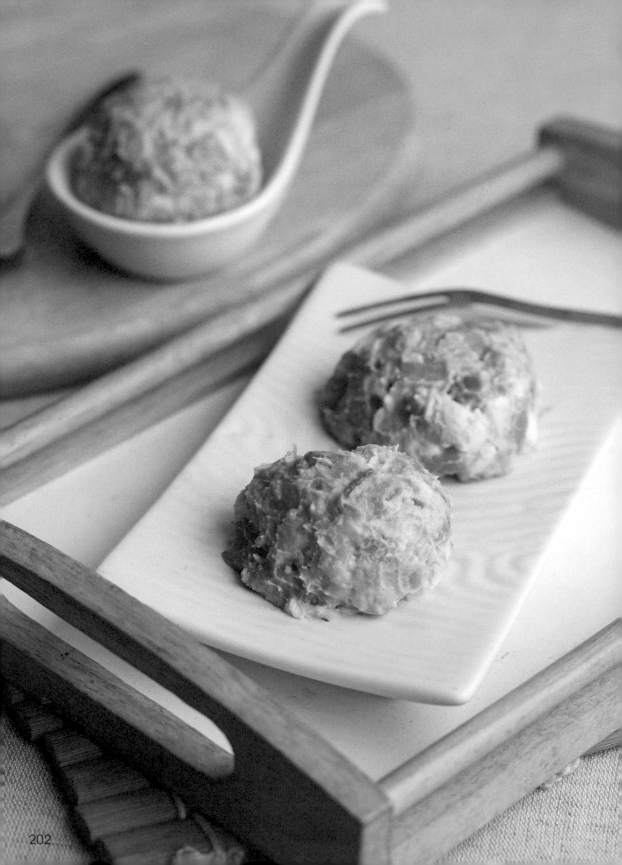

精選
副菜 ## 地瓜蛋沙拉

器具｜電鍋

【材料】

地瓜	1/2 顆
蛋	1 顆
冷凍三色蔬菜	1/2 碗

【調味料】

美乃滋	1 大匙
鹽＆胡椒	少許

【作法】

1 地瓜削皮後切塊，蛋用清水洗淨外殼後，皆備用。

2 將地瓜、蛋、冷凍三色蔬菜分別放在碗中，放入電鍋蒸熟。

3 地瓜壓成泥、蛋去殼後切小丁，和冷凍三色蔬菜混合均勻，並加入調味料拌勻即可。

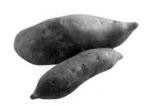

烹飪小技巧

● 本道料理可當配菜，也可當點心；依季節及喜好，可再加入當季水果丁（如蘋果、草莓、奇異果等）。

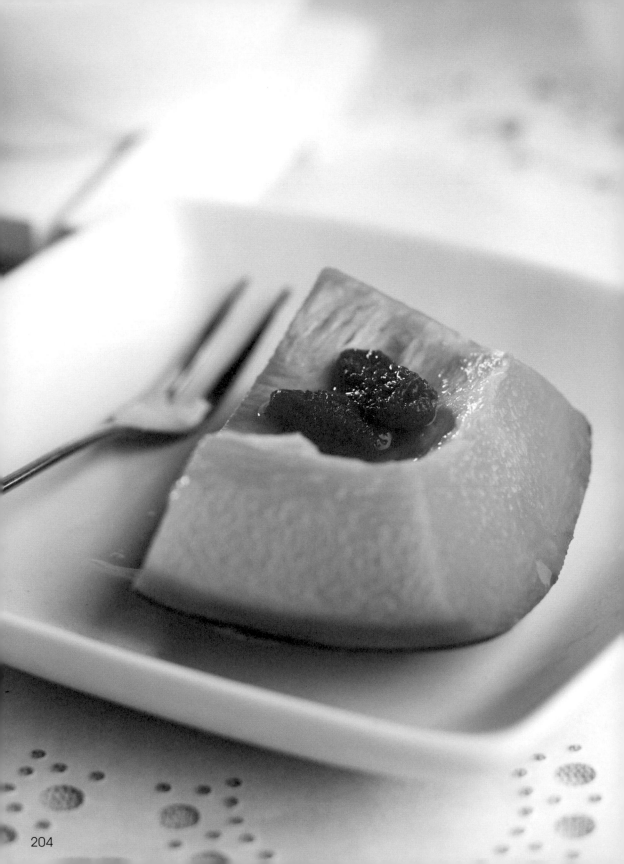

枸杞蒸南瓜

器具｜電鍋

【材料】

南瓜 ———————————— 1 碗

枸杞 ———————————— 1/4 湯匙

【作法】

1 南瓜洗淨、削去部分表皮，呈斑馬紋，去囊及籽，隨意切塊，並放入電鍋蒸熟。

2 枸杞用開水洗淨後略泡一下，撒在蒸好的南瓜上，再蒸 1 ～ 3 分鐘即可。

健康小叮嚀

● 南瓜富含多種營養素：β- 胡蘿蔔素與維生素 C、E 等皆具抗氧化力，可抑制癌細胞生長；黃體素能預防肺癌、子宮癌、乳癌、皮膚癌、大腸癌、食道癌等癌症，是極佳的抗癌物質；豐富的纖維素，易有飽足感，可促進體內胰島素分泌及加強葡萄糖代謝的物質，對糖尿病者尤佳。但南瓜和地瓜、馬鈴薯、玉米、芋頭等同屬澱粉性蔬菜，應替換全穀根莖類食物食用。

烹飪小技巧

● 將南瓜表皮削成斑馬紋，是因為南瓜皮較硬不好咬，故削去部分硬皮，若煮夠軟，可連皮一起食用；若將南瓜全部削皮，則煮熟後容易散開變成泥狀。

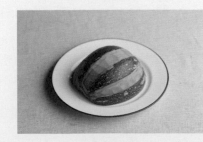

▲ 把南瓜削成斑馬紋才不會蒸完就散成泥狀。

蒜香馬鈴薯

器具｜瓦斯爐

【材料】

馬鈴薯 .... 1 碗
蒜末 .... 少許
香菜末 .... 少許
水 .... 少許
植物油 .... 1/3 大匙

【調味料】

胡椒＆鹽 .... 少許

【作法】

1 馬鈴薯洗淨、去皮後，切成像薯條一樣的長方形細條狀，泡水除去多餘澱粉後，濾乾水分。

2 起油鍋，爆香蒜末，放入馬鈴薯，以中火翻炒，再加入少許開水，翻炒至馬鈴薯變透明。

3 起鍋前，加入香菜細末，並撒上胡椒、鹽，拌勻即可。

烹飪小技巧

- 馬鈴薯翻炒後，還有些許脆度，依個人喜好調整烹調時間，加熱時間越久，馬鈴薯會越軟（根莖類中澱粉質高的食材，如地瓜、馬鈴薯、山藥等只要經過加熱就會變軟，且加熱時間越久越軟）。

- 除香菜外，巴西利、迷迭香等也都是很棒的香氣來源，起鍋前再撒上少許咖哩粉或起士粉，就非常有異國料理的風味了。

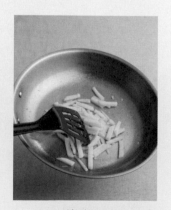

▲ 馬鈴薯煮得越久會越軟。

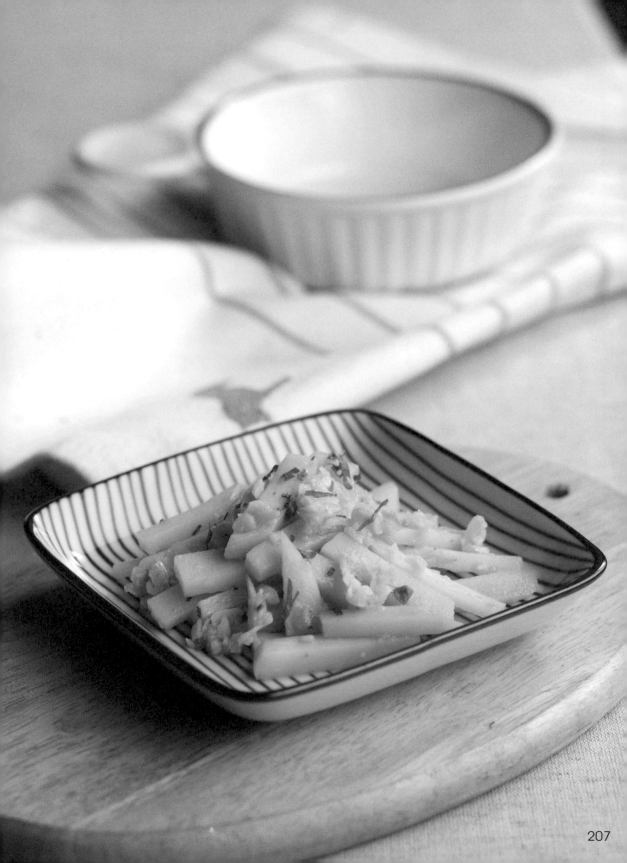

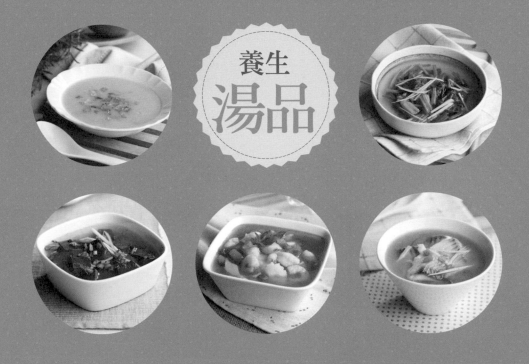

養生湯品可作為正餐間補充營養的點心，若想要在正餐時食用，肉湯、海鮮湯因蛋白質量高，可與開胃主菜替換，菠菜海帶湯、南瓜濃湯則可視為正餐的附湯。湯汁若太稀，容易嗆傷時，建議加太白粉或增稠劑調整稠度。

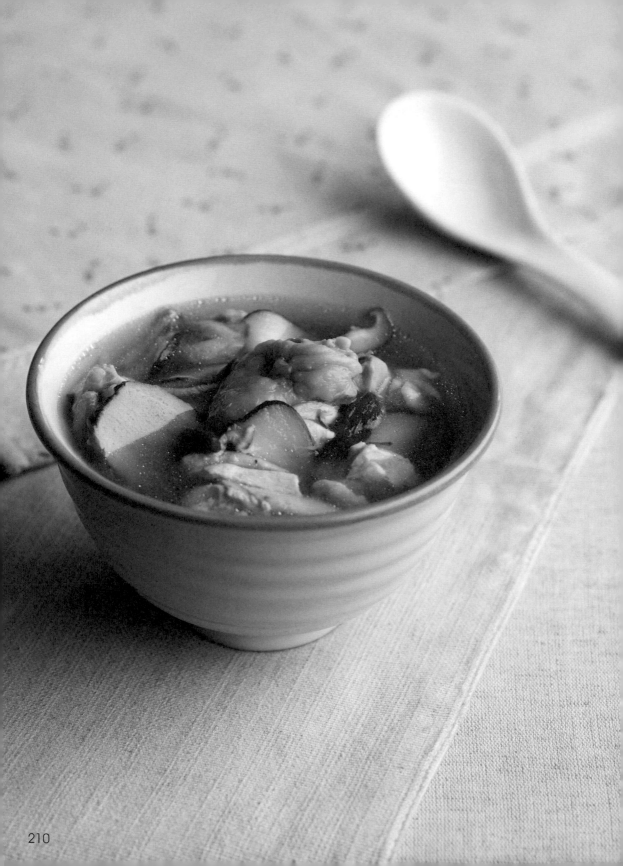

香菇雞湯

養生 湯品

器具｜電鍋

【材料】

去骨雞腿	1/2 隻
新鮮香菇	1 朵
薑片	1 片
枸杞	1/3 大匙
水	1 碗

【醃料】

米酒	1 大匙
醬油	1/2 大匙
糖	少許

【調味料】

鹽＆胡椒	少許

【作法】

1 將去骨雞腿肉切塊後放入醃料中，並用手搓揉入味，醃約 15 分鐘。

2 香菇洗淨、切薄片，枸杞用開水略沖洗，皆備用。

3 將雞肉及香菇放入碗中，加入 1 碗水，放入電鍋中，蒸至雞肉熟透即可。

4 起鍋後，撒上枸杞及加入調味料即可。

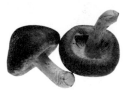

烹飪小技巧

● 香菇及枸杞量可依個人喜好增減。

● 香菇須用新鮮香菇，較容易咀嚼。

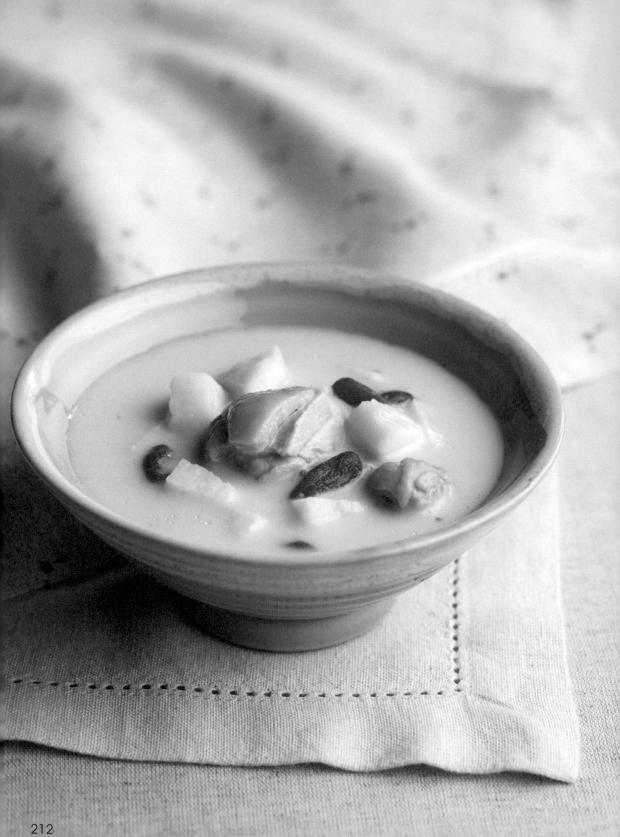

養生湯品 山藥豆奶雞湯

器具｜電鍋

【材料】

去骨雞腿	1/3 隻
山藥	1/4 碗
無糖豆漿	1 碗
枸杞	1/4 大匙

【醃料】

米酒	1 大匙
醬油	1/2 大匙
蒜末＆糖	少許

【調味料】

鹽＆胡椒	少許

【作法】

1 將去骨雞腿肉切塊後放入醃料中，並用手搓揉入味，醃約 15 分鐘。

2 山藥洗淨、切塊狀，枸杞用開水略沖洗，皆備用。

3 將雞肉及山藥放入碗中，加入豆漿，放入電鍋中，蒸至雞肉熟透即可。

4 起鍋後，撒上枸杞及加入調味料即可。

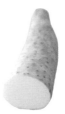

選購小秘訣

● 無糖豆漿可自製，也可在超市購買現成的來使用。

薑絲鱸魚湯

器具｜電鍋

【材料】

鱸魚 ——————— 1 片（約掌心大小）

薑絲 ————————————— 1/3 大匙

水 ————————————————— 1 碗

【調味料】

米酒 ————————————————— 1 大匙

鹽 —————————————————— 少許

【作法】

1 鱸魚去除鱗片、內臟後洗淨，切出巴掌大小的一塊，並仔細剔除魚刺。

2 將鱸魚及薑絲放入碗中，加入 1 碗水、1 大匙米酒，放入電鍋中，蒸至魚肉熟。

3 起鍋後，再加入鹽少許調味即可。

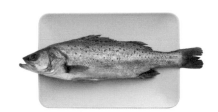

吃出軟食力｜好入口&好吸收 活力健康飲食 72 變

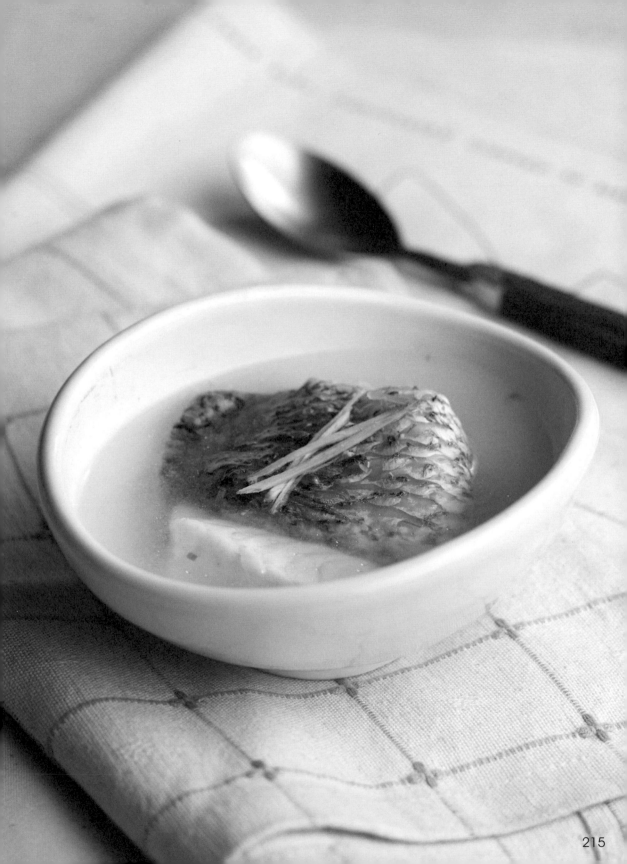

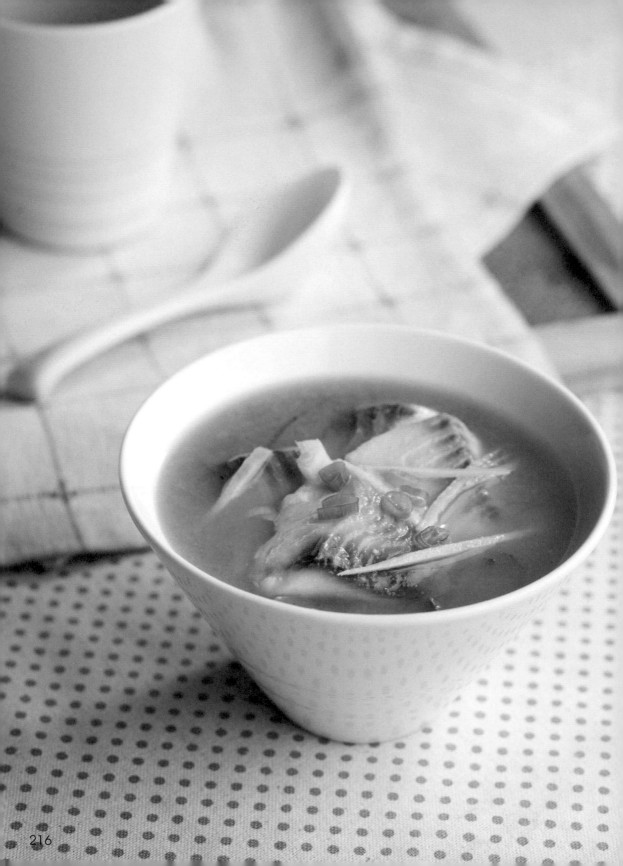

味噌鮮魚湯

器具｜電鍋

【材料】

無刺魚肉片切塊	2 大匙
薑絲＆蔥末	少許
水	1 碗

【調味料】

米酒	1/2 大匙
味噌	1/2 大匙
醬油	適量

【作法】

1 取 1/2 碗水將味噌調開，用細網過濾顆粒，再依喜好加入醬油。

2 魚肉切成易入口大小。

3 將作法 1 及作法 2 放入碗中，加入 1/2 碗水、1/2 大匙米酒、薑絲，入電鍋蒸約 8 ～ 10 分鐘，趁熱放入蔥末拌勻即可。

烹飪小技巧

● 魚肉採**順紋切法**，煮熟後較不易散開。

● 市售味噌口味不一，鹹度也不同，因此加入醬油時，建議採少量、逐步添加並同時試味道。

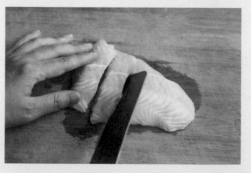

▲ 魚肉必須順紋切割。逆紋切割經過烹煮、加熱後，魚肉組織就會鬆散掉、無法成型，甚至碎掉、不成片。

番茄海鮮湯

器具｜電鍋

【材料】

洋蔥	1/4 顆
番茄	1/2 顆
無刺魚肉片切塊	1 大匙
（如鯛魚片、多利魚片等）	
去殼蝦仁	2 大匙
去殼蟹腿肉	1 大匙
九層塔葉	1 片
開水	1 碗

【調味料】

米酒	1/2 大匙
鹽＆糖	適量

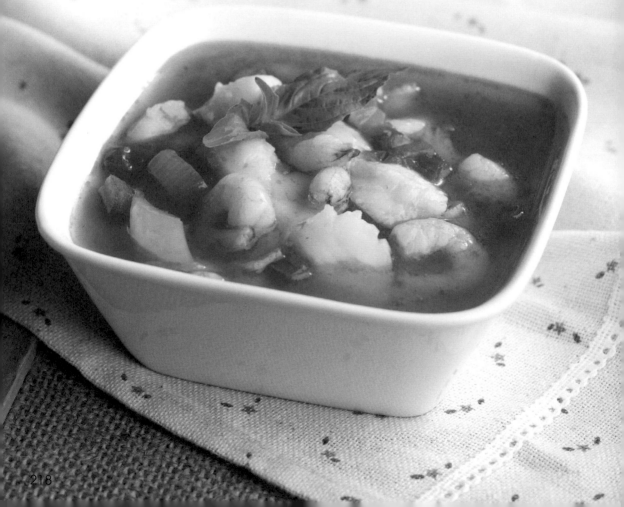

【作法】

1 洋蔥及番茄洗淨、去皮後切小丁，魚肉、蝦仁、蟹腿肉皆切成易入口大小。

2 將所有材料放入碗中，加入 1 碗開水、1/2 大匙米酒，入電鍋蒸約 8 ～ 10 分鐘，趁熱放入其他調味料及九層塔葉拌勻即可。

烹飪小技巧

● 九層塔有提味、去腥的功用，也可用巴西利或月桂葉取代。

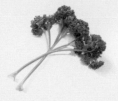

● 海鮮可依個人喜好，替換其他食材，例如花枝。

海鮮料咬不動怎麼辦？
──歡迎度破表的海鮮煎餅

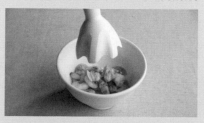

1 挑出海鮮剩料，用攪拌棒打成泥狀。

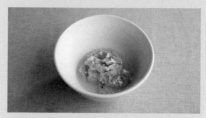

2 加入適量的蛋液和麵粉，攪拌均勻。

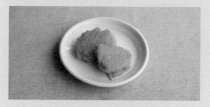

3 把海鮮泥鋪到熱鍋中，兩面煎熟即可。

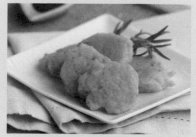

▲ 做好的煎餅沾點番茄醬就很好吃（可依個人喜好沾食醬油、醋或沙拉醬等，不沾也可以）。

韭菜豬血湯

器具｜瓦斯爐

【材料】

豬血 ———————————— 1/2 碗
韭菜 ———————————— 2 大匙
薑絲 ———————————— 少許

【調味料】

米酒 ———————————— 1/2 大匙
油蔥酥＆鹽 ——————— 少許

【作法】

1 豬血洗淨後切塊，韭菜切細末，皆備用。

2 起一鍋熱水，放入薑絲、豬血小火煮滾，續加入韭菜及調味料，即可關火拌勻。

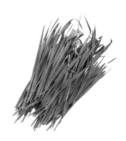

健康小叮嚀

● 豬血有「紅豆腐」之稱，含鐵量高，且以血紅素鐵的形式存在，容易被人體吸收利用，同時又富含蛋白質，適合易貧血、營養不良的族群食用。

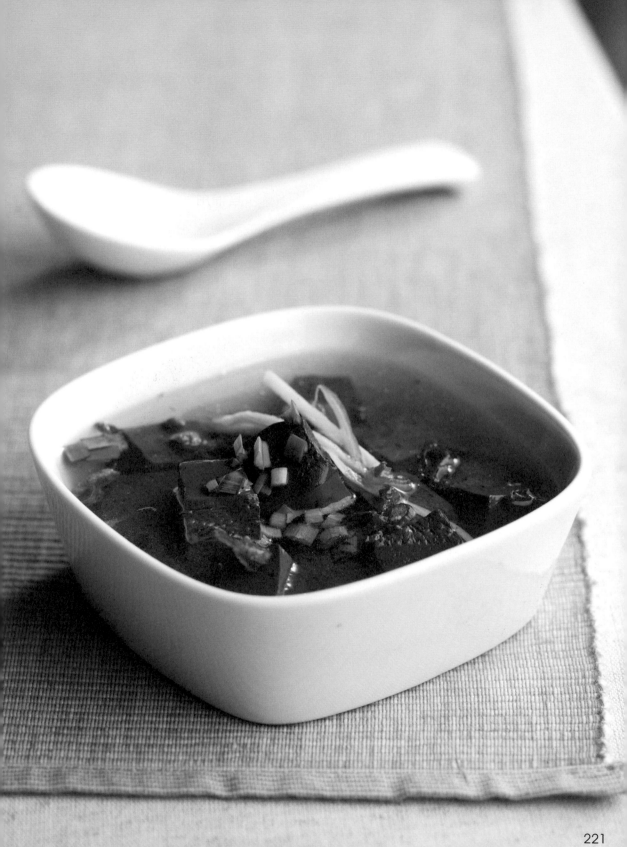

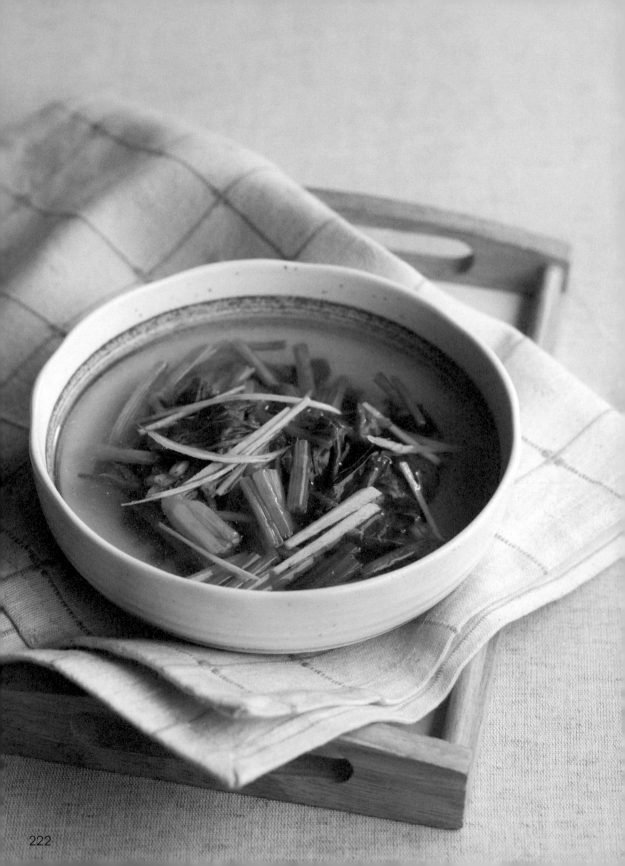

菠菜海帶湯

器具｜瓦斯爐

【材料】

菠菜 ———————————— 1/3 碗
乾海帶芽 ———————— 1/2 大匙
薑絲 ———————————— 少許

【調味料】

鹽＆香油 ———————— 少許

【作法】

1 菠菜洗淨後切小段；乾海芽沖洗一下，以清水粗略泡開。

2 起一鍋熱水，放入薑絲、海帶芽，以小火煮滾，續加入菠菜、鹽，關火燜 2 分鐘，淋上香油即可。

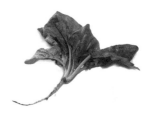

健康小叮嚀

● 菠菜富含草酸，與高鈣的食物（如豆腐、海帶等）一起食用，在腸胃道即會結合為草酸鈣，直接由糞便排出，不會在體內造成結石。

南瓜濃湯

養生
湯品

器具｜電鍋、瓦斯爐

【材料】

南瓜 ⸺⸺⸺⸺⸺⸺⸺⸺ 1 碗
洋蔥 ⸺⸺⸺⸺⸺⸺⸺ 1/2 碗
即溶奶粉 ⸺⸺⸺⸺⸺ 2 大匙許

【調味料】

鹽 ⸺⸺⸺⸺⸺⸺⸺⸺⸺ 少許

【作法】

1 南瓜洗淨、削皮、切塊後去籽，放入電鍋蒸熟。蒸好後，用湯匙將南瓜肉挖出（去皮）、壓泥。（蒸南瓜的方法詳見第205頁）

2 洋蔥洗淨後切碎，放入鍋中，以小火炒至透明，續加入南瓜泥，再逐步加入少量熱開水調整至喜愛的稠度，關火，加入奶粉拌勻即可。

烹飪小技巧

● 即溶奶粉可用鮮奶或豆漿替換，風味有別，可依自己喜好選擇。但不建議使用鮮奶油喔！因其油脂含量高，且少了蛋白質及鈣質的營養。

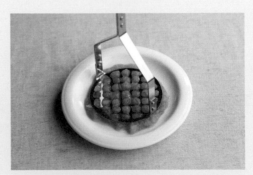

▲ 南瓜先蒸熟、壓成泥後再煮湯，口感較細膩好喝。

吃出軟食力 好入口＆好吸收 活力健康飲食72變

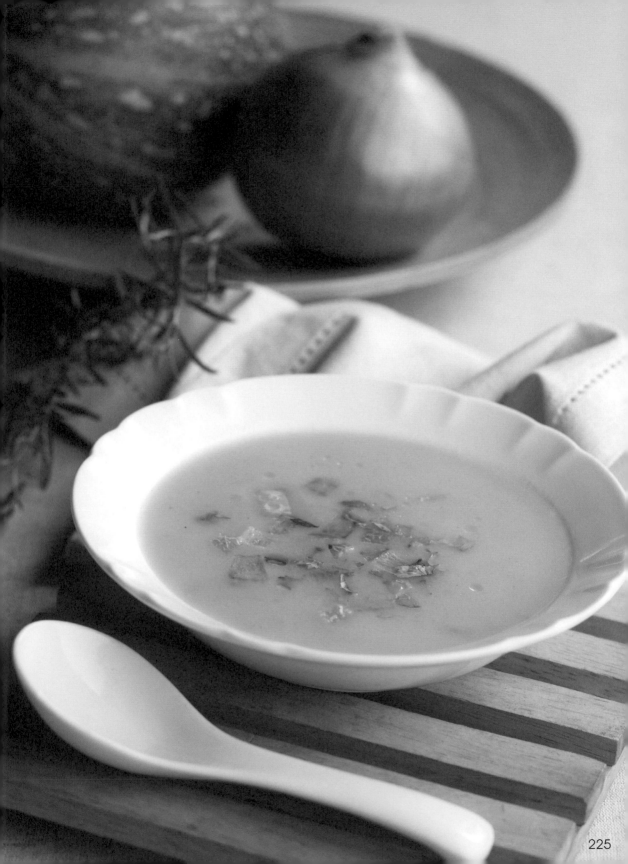

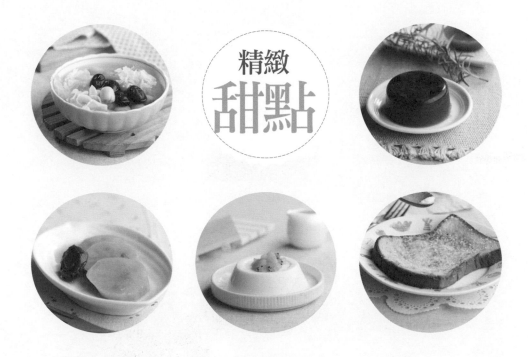

精緻
甜點

精緻甜點的使用時機，可選在正餐間的點心或是當飯後甜點食用。但甜點一定會加「糖」，雖可使用人工甘味劑（代糖）取代，但近期研究顯示，大量攝取精製糖會產生氧化壓力、加速細胞老化。人工甘味劑雖不含熱量、不影響血糖，但長期使用，可能會造成偏頭痛、淋巴瘤等疾病，因此建議精緻甜點每日至多選擇一種，並食用一份即可，且儘量減少其他甜食、含糖飲料的攝取。

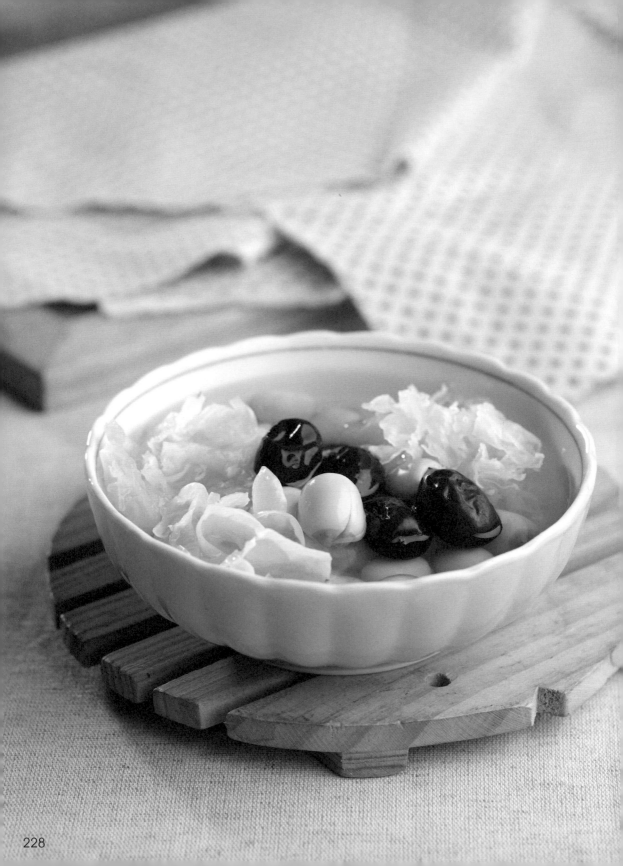

精緻甜點 紅棗蓮子木耳湯

器具｜壓力鍋或電鍋

【材料】

乾燥蓮子 ————————— 1/3 碗

乾木耳 ————————————— 1 朵

紅棗 ——————————————— 2 顆

水 ———————————————— 適量

【調味料】

冰糖 ——————————————— 適量

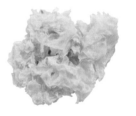

【作法】

1 乾木耳用清水洗淨，浸泡 30 分鐘以上，再用熱水氽燙一下，撈起、瀝乾，切成易食用大小（可用果汁機粗略攪打，會有類似燕窩的口感）。

2 乾蓮子、紅棗洗淨，備用。

3 壓力鍋或電鍋中加適量水煮滾，放入作法 1、作法 2 燉煮（燉煮時間依個人喜好的軟爛程度調整）。

4 起鍋後，加入冰糖，再續煮至冰糖融化即可。

烹飪小技巧

● 蓮子要去芯，不然湯汁會苦苦的。

● 新鮮蓮子或乾蓮子皆無須泡水，直接加入熱水煮，會比泡過水更快熟且軟。

● 冰糖要等蓮子煮到軟度適中後再放入。

紅豆紫米粥

器具｜壓力鍋或電鍋

【材料】

紅豆 ──────────── 2 大匙
紫糯米 ────────── 2 大匙
水 ───────────── 適量

【調味料】

糖 ───────────── 適量

【作法】

1 紅豆及紫糯米洗淨後，用水浸泡 60 分鐘以上，再放入壓力鍋或電鍋中，加入適量水燉煮（燉煮時間依個人喜好軟爛程度調整）。

2 起鍋後，加入糖，再續煮至糖融化即可。

烹飪小技巧

● 食用時可額外再添加鮮奶或桂圓，風味更佳。

● 糖要等紅豆煮到軟度適中後再放入。

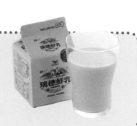

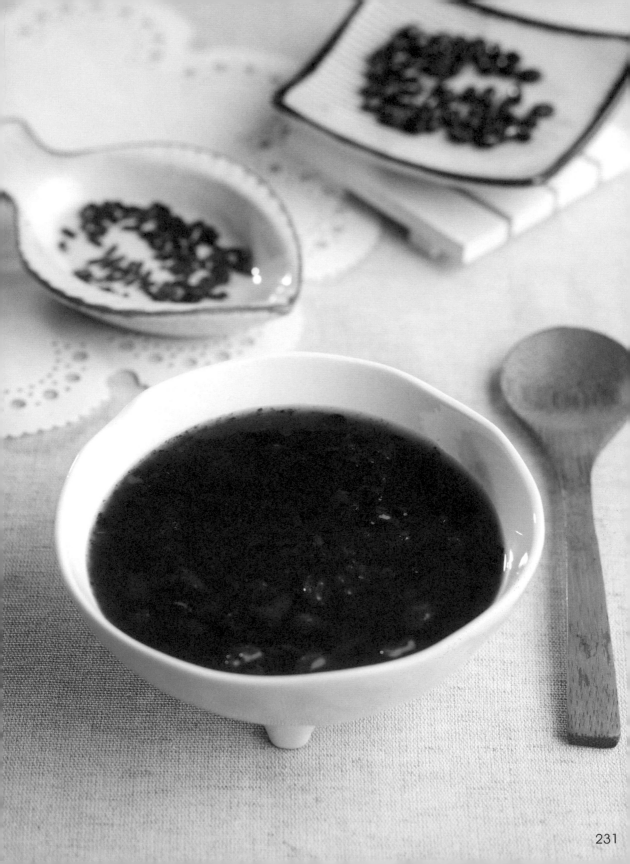

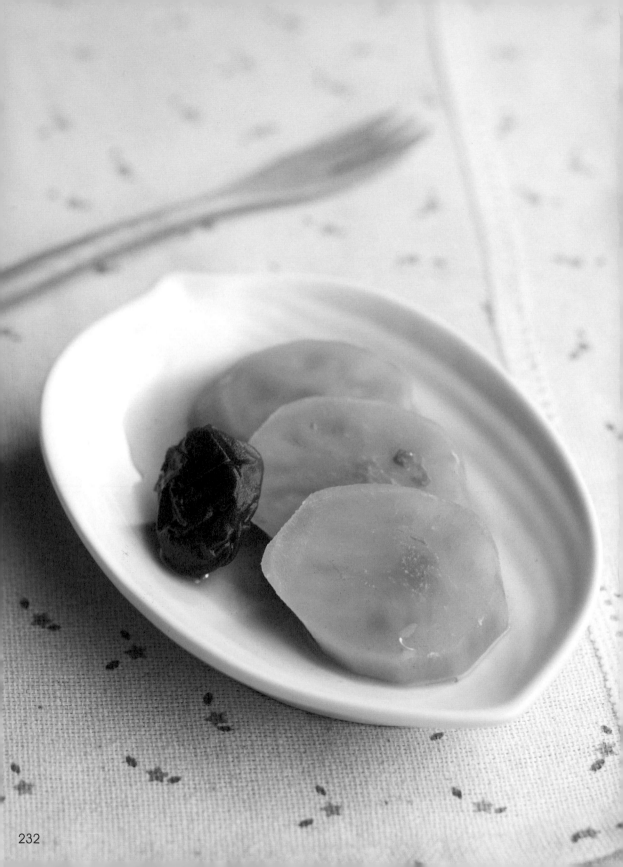

梅子蒸地瓜

器具│電鍋

【材料】

醃梅子	數顆
地瓜	1 個

【調味料】

冰糖	適量

【作法】

地瓜洗淨後削皮、切片，在地瓜上面放梅子，一起放入電鍋中蒸熟即可。

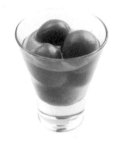

烹飪小技巧

- 若無醃梅子，也可等地瓜蒸好後，撒上甘梅粉，酸酸甜甜的味道，在食慾不佳時有開胃之效。

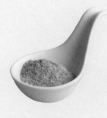

◀ 甘梅粉雖然可取代醃梅子使用，但有的市售甘梅粉添加物較多，還有鹽分，使用時須注意，不宜添加太多。

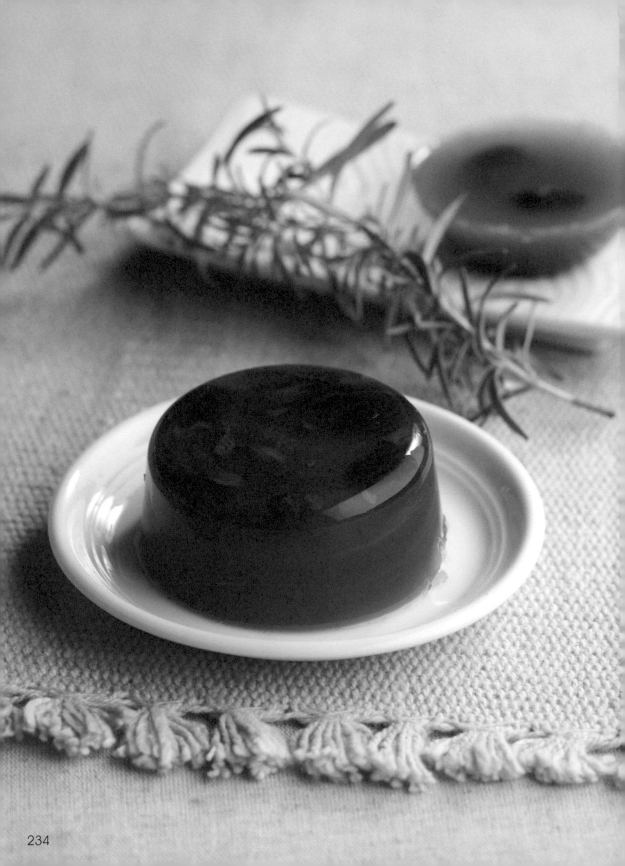

234

桂圓紅棗凍（5 人份）

器具｜瓦斯爐

【材料】

紅棗	10 顆
桂圓乾	1 大匙
洋菜粉	1 包（10 公克）
水	5 碗

【調味料】

糖	適量

【作法】

1 紅棗及桂圓乾粗略洗淨，放入鍋中並加水，以小火煮滾約 5 分鐘後，續加入糖及洋菜粉調勻。

2 作法 1 煮好後，分裝至水晶碗或果凍杯中，靜置於冰箱冷藏室冷卻。

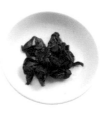

烹飪小技巧

● 紅棗及桂圓的比例，可依個人喜好酌量增減。

● 若使用洋菜條，須先泡冷水、剪小段，煮成洋菜水，才能替換洋菜粉。

仙草奶凍（5人份） 　　　　　　器具｜瓦斯爐

【材料】

無糖仙草茶 ────── 4 碗

洋菜粉 ────── 1 包（10 公克）

鮮奶 ────── 適量

【調味料】

糖 ────── 適量

【作法】

1 仙草茶煮滾後，加入糖及洋菜
粉調勻，分裝至適當容器中，
靜置於冰箱冷藏室中冷卻。

2 將結凍的仙草凍隨意切塊，加
入鮮奶即成。

烹飪小技巧

● 若買不到無糖仙草茶，亦可用已加糖的仙草茶取代，但後續加
糖量須酌量減少。

● 若無時間自製仙草凍，也可在大賣場或市場購買現成的仙草
凍，食用時再加入鮮奶。

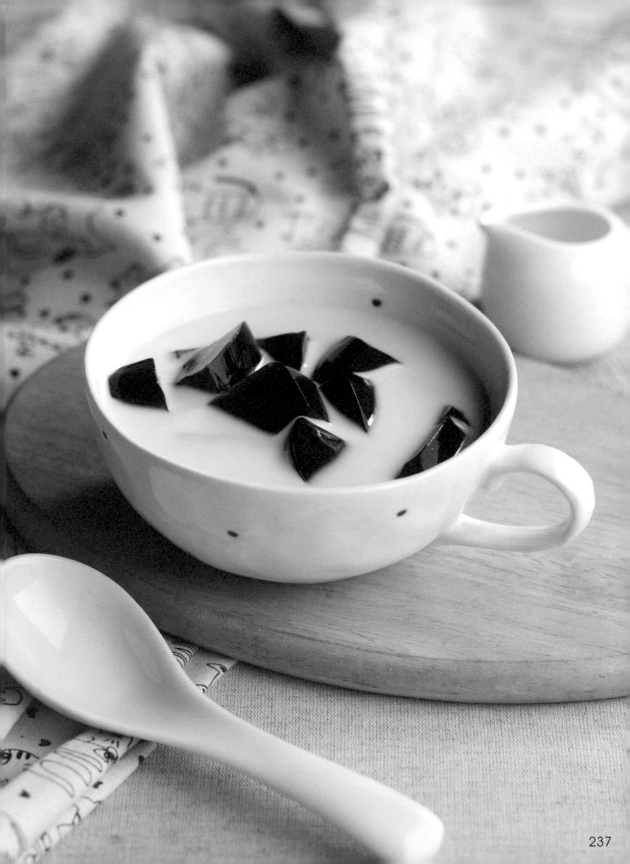

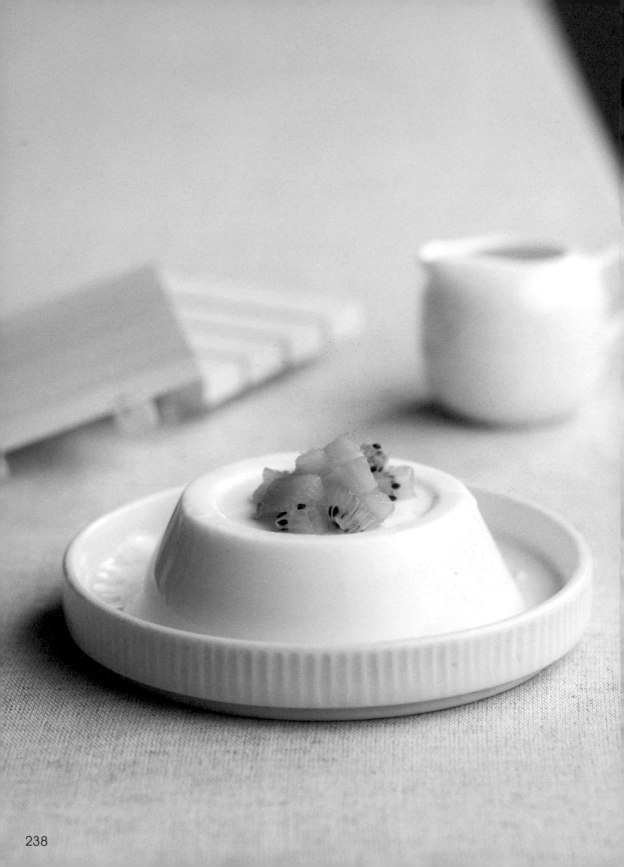

原味鮮奶酪（5 人份）

器具│瓦斯爐

【材料】

鮮奶 ———————————— 4 碗

奇異果丁 ———————— 1 大匙

（可用當季水果替換）

洋菜粉 ———— 1 包（10 公克）

【調味料】

糖 ———————————— 適量

【作法】

1 將鮮奶與糖放入鍋中，小火煮至糖融化後，加入洋菜粉調勻，再分裝至適當容器中，靜置於冰箱冷藏室冷卻。

2 食用時，再於奶酪上放上奇異果丁即可。

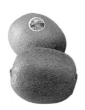

烹飪小技巧

● 鮮奶加熱易燒焦，建議用小火煮並不時攪拌，或採用隔水加熱方式。鮮奶加熱，除了為使糖融化外，還要能溶解洋菜粉，溫度約 80℃以上即可。

● 奶酪也可淋上蜂蜜、楓糖漿或巧克力醬、果醬、新鮮水果丁等一起拌食，變換不同口味。

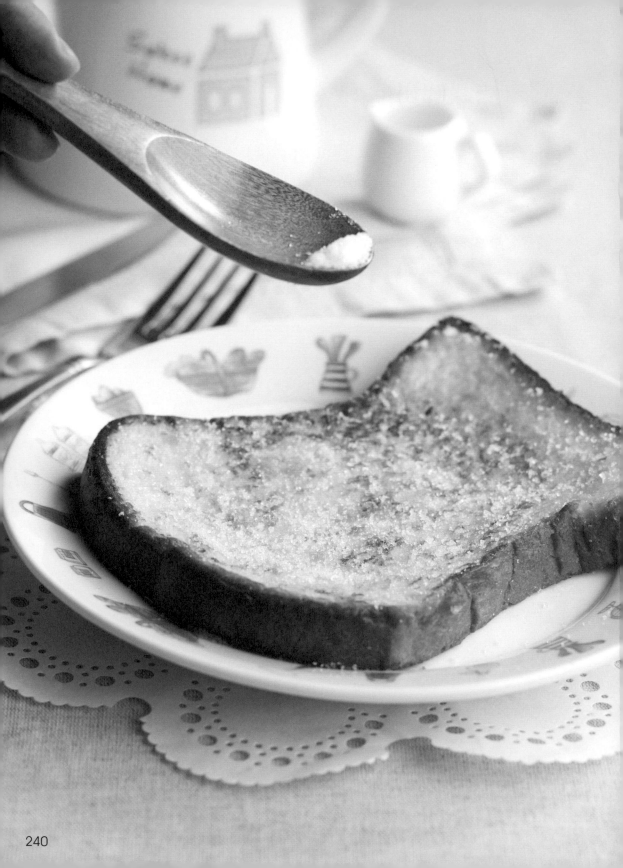

精緻甜點 法式吐司

器具｜瓦斯爐、平底鍋

【材料】

厚片吐司	1 片
蛋	1 顆
鮮奶	1/2 碗
植物油	適量

【調味料】

砂糖	適量

【作法】

1 蛋打散，與鮮奶混合均勻。

2 將吐司浸入作法 1，充分吸取蛋汁後，放在已預熱好、淋上一層薄油的平底鍋中，將兩面煎成金黃色。

3 起鍋後，趁熱撒上砂糖即可。

烹飪小技巧

● 不喜歡吐司邊的話，可先去邊，並切成自己喜歡的形狀，如三角形或長條形等後再浸蛋汁。

● 糖可替換成蜂蜜、楓糖漿或巧克力醬、果醬等，另有一番風味。

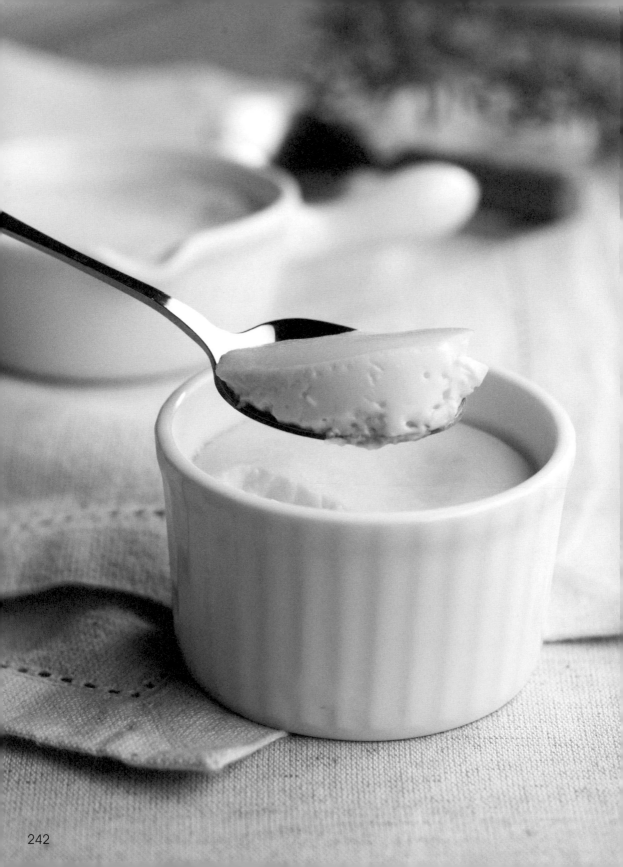

蒸布丁

【材料】

蛋 ————————————— 1 顆
鮮奶 ———————————— 1 碗

【調味料】

糖 ————————————— 1/2 大匙

【作法】

1 將鮮奶、糖置於鍋內，小火煮至糖融化隨即關火（牛奶不要煮滾）。

2 待作法 1 冷卻至 40℃ 以下（約洗澡水的溫度），加入蛋液打散，用細網過篩後，將蛋汁裝在適當容器中，並用鋁箔紙封口。

3 電鍋外鍋加 1/2 杯水預熱，待蒸氣出現後，放入作法 2，鍋蓋勿蓋緊，留一條小縫隙，外鍋再加入 1 杯水，待電鍋跳起即成。

烹飪小技巧

● 若在鮮奶還太熱時即加入蛋液，可是會變成牛奶蛋花湯喔！

● 蒸布丁時，布丁要加蓋（但電鍋不可蓋緊喔），避免蒸氣對流的水滴入布丁中。

專業鍋具導熱力學設計 360度旋風式循環加溫

帕路亞鍋具鋼材製作一體成型，加上鍋型導熱力學設計，使得加熱中的鍋具內的熱氣，產生360度循環熱旋，使得食材烹調達到最好的狀態，相較於傳統鍋具，不僅容易受熱不均，還會使食材走味，也代表其食材營養已經流失了哦！

示意圖： ■ 熱能傳導 ■ 導熱材料

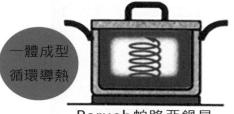

一體成型
循環導熱

Paruah帕路亞鍋具

導熱片
由下至上

一般傳統鍋具

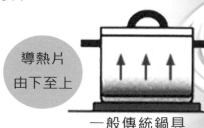

① 不沾鍋不黑鍋！

採360度旋風式循環受熱，導熱快且均勻，溫度不會集中在底部，排除過往鍋底容易黏鍋燒焦的問題。料理時不用翻炒，讓您優雅的完成營養又健康的美味料理！

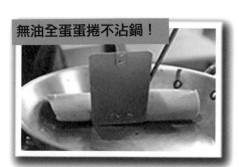

無油全蛋蛋捲不沾鍋！

② 省油、省時、省瓦斯！

在鋼板原材料上則添加了高科技導熱鋼片而使得烹調上更加快速導熱，加蓋悶煮後，經過360度的熱度循環受熱，食材很快就有恰當的熟度，省下瓦斯費，也縮減烹煮時間。

普通鍋燉雞湯需1小時，帕路亞鍋只要30分！

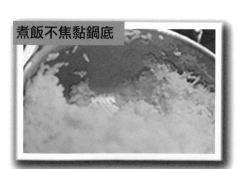

煮飯不焦黏鍋底

③ 保留食材原味及營養！

360度旋風式循環加溫，中小火即能讓食物在短時間內由裡到外均勻熟透，減少大火烹調導致食材養分的流失。另外，因鍋身與鍋蓋設計密閉性佳，能將水分鎖在鍋內，才能保留食材原味及營養於鍋中。

臺北／以法蓮企業有限公司
新北市蘆洲區信義路222巷53-2號
電話：(02) 2288-6243
傳真：(02) 2288-5101

臺中／帕路亞企業有限公司
台中市北區忠明路157號
電話：(04) 2319-6558
傳真：(04) 2319-6658

免付費服務專線／ 0800-202-070 官方網站／ http://www.paruah.com.tw

國家圖書館出版品預行編目資料

吃出軟食力：營養師專為牙口不好的銀髮族、慢性病患
　　　特製 72 道好吸收的軟食健康料理
/ 徐于淑著 . -- 初版 . -- 臺北市：原水文化出版：
家庭傳媒城邦分公司發行 , 2016.05
　　面；　公分 . -- (健康飲食系列；38)
ISBN 978-986-93044-2-9(平裝)

1. 吞嚥困難 2. 食譜

415.51　　　　　　　　　　　　　　105007314

健康飲食系列 38X

吃出軟食力
營養師專為牙口不好的銀髮族、慢性病患 特製 72 道好吸收的軟食健康料理

作　　者／徐于淑
選　　書／林小鈴
主　　編／陳玉春

行銷經理／王維君
業務經理／羅越華
總 編 輯／林小鈴
發 行 人／何飛鵬
出　　版／原水文化
　　　　　台北市民生東路二段 141 號 8 樓
　　　　　電話：（02）2500-7008　　傳真：（02）2502-7676
　　　　　E-mail：H2O@cite.com.tw 部落格：http://citeh2o.pixnet.net/blog/
發　　行／英屬蓋曼群島商家庭傳媒股份有限公司城邦分公司
　　　　　台北市中山區民生東路二段 141 號 11 樓
　　　　　書虫客服服務專線：02-25007718；25007719
　　　　　24 小時傳真專線：02-25001990；25001991
　　　　　服務時間：週一至週五上午 09:30 ～ 12:00；下午 13:30 ～ 17:00
　　　　　讀者服務信箱：service@readingclub.com.tw
劃撥帳號／19863813；戶名：書虫股份有限公司
香港發行／城邦（香港）出版集團有限公司
　　　　　香港灣仔駱克道 193 號東超商業中心 1 樓
　　　　　電話：(852)2508-6231　　傳真：(852)2578-9337
　　　　　電郵：hkcite@biznetvigator.com
馬新發行／城邦（馬新）出版集團
　　　　　41, Jalan Radin Anum, Bandar Baru Sri Petaling,
　　　　　57000 Kuala Lumpur, Malaysia.
　　　　　電話：(603) 90578822　　傳真：(603) 90576622
　　　　　電郵：cite@cite.com.my

封面設計／劉麗雪
內頁設計／劉麗雪
內頁繪圖／盧宏烈
內頁攝影／徐榕志
動作示範／羅越華
製版印刷／科億資訊科技有限公司
初　　版／2016 年 5 月 19 日
二　　版／2018 年 6 月 19 日
定　　價／450 元
I S B N／978-986-93044-2-9
E A N／471-770-290-362-6

城邦讀書花園
www.cite.com.tw